AF500180

TRAITEMENT

DE

L'OSTÉO-ARTHRITE DU PIED

(CARIE DU PIED)

PAR LA

CAUTÉRISATION INTRA-ARTICULAIRE

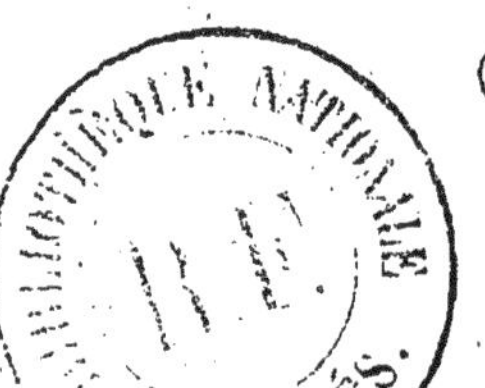

PAR

Eugène DUTRAIT,

Docteur en médecine de la Faculté de Paris,
Ancien interne des hôpitaux de Grenoble et de Lyon,
Membre de la Société de botanique de Lyon,
Membre adjoint de la Société des Sciences médicales de la même ville.

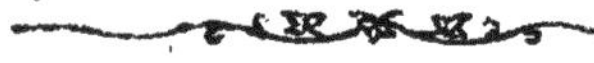

PARIS

A. PARENT, IMPRIMEUR DE LA FACULTÉ DE MEDECINE

RUE MONSIEUR-LE-PRINCE 29 ET 31

1876

TRAITEMENT

DE

L'OSTÉO-ARTHRITE DU PIED

(CARIE DU PIED)

Par la Cautérisation intra-articulaire

DU MÊME

De l'hémorrhagie dans la méthode d'Esmarch, 1874.

Fracture du crâne pendant l'accouchement (observation recueillie dans le service du Dr Fochier, 1874).

Traitement par l'électricité de certaines formes de renversement des paupières, 1875.

Hémorrhagie dans le plancher du 4e ventricule : albuminurie, glycosurie accidents cardio-pulmonaires, 1875.

Deux cas de péritonite par perforation, simulant des accidents des voies urinaires, 1876.

Embolie du tronc basilaire, 1876.

Sclérose en plaques, 1876.

Observations recueillies dans les services de MM. Faivre et Soulier.

Ces divers mémoires et observations ont été présentés à la Société des sciences médicales et publiés dans le *Lyon médical*, 1874-75-76.

TRAITEMENT

DE

L'OSTÉO-ARTHRITE DU PIED

(CARIE DU PIED)

PAR LA

CAUTÉRISATION INTRA-ARTICULAIRE

PAR

Eugène DUTRAIT,

Docteur en médecine de la Faculté de Paris,
Ancien interne des hôpitaux de Grenoble et de Lyon,
Membre de la Société de botanique de Lyon,
Membre adjoint de la Société des Sciences médicales de la même ville.

PARIS

A. PARENT, IMPRIMEUR DE LA FACULTÉ DE MEDECINE

RUE MONSIEUR-LE-PRINCE 29 ET 31

1876

AU DR DUTRAIT

Mon Père et mon premier Maître.

A MA MÈRE ET A MA SŒUR

A MES PARENTS

AU Dr J. BRANCHE

Mon vieux Camarade.

A MES AMIS

A MON PRÉSIDENT DE THÈSE

M. VERNEUIL

Professeur de Clinique chirurgicale à la Faculté de médecine de Paris,
Chirurgien de l'hôpital de la Pitié,
Membre de l'Académie de médecine,
Chevalier de la Légion d'honneur.

A MES MAITRES

DANS LES HÔPITAUX DE LYON ET DE GRENOBLE

TRAITEMENT

DE

L'OSTÉO-ARTHRITE DU PIED

(CARIE DU PIED)

Par la Cautérisation intra-articulaire

PRÉLIMINAIRES.

Tous les classiques parlent avec plus ou moins de détails du traitement par le cautère. Presque tous affirment son efficacité en thèse générale. Mais ils sont moins explicites quand il s'agit d'établir l'opportunité, la nature, l'étendue de l'intervention par le feu. Pour les articulations surtout, il faut arriver à des travaux récents pour trouver des indications nettes de la méthode.

A plusieurs reprises, pendant notre internat, nous avons été frappé du succès de la cautérisation dans des cas de carie qui semblaient désespérés. Ces observations et la nécessité de choisir un sujet, dont Lyon put nous offrir les éléments, nous ont poussé à faire quelques recherches de ce côté.

En présence du nombre de travaux sérieux dont la cautérisation a été l'objet, nous hésitions encore; nous avons tenu à prendre l'avis des chirurgiens de nos hôpitaux. Tous nous ont donné l'assurance que ce sujet pouvait être à la fois intéressant et pratique; tous se sont empréssés de mettre à notre disposition une foule de documents précieux, statistiques, observations, dans lesquels ils nous ont permis de puiser largement,

Que ces excellents maîtres, MM. Bouchacourt, Desgranges, Gayet, Laroyenne, Dron, Horrand et Philippeaux veuillent bien trouver ici l'expression de notre respectueuse gratitude. Que M. Ollier en particulier, dont les conseils et l'expérience nous ont été d'un si utile secours, daigne accepter l'hommage de ce travail. Les nombreux emprunts que nous avons faits à ses ouvrages ont facilité notre tâche et donné quelque intérêt à cette étude.

HISTORIQUE.

« Dès les premiers âges du monde et dans tous les pays, on voit l'homme malade invoquer le secours du feu. » (Louis, rapport à l'Acad. de Méd.) Cette proposition s'applique surtout à la thérapeutique articulaire, dont la cautérisation était presque l'unique moyen efficace dans l'antiquité.

Les médecins grecs et romains font le plus grand cas de ce mode de traitement. Tout le monde connaît le fameux aphorisme du père de la médecine. Celse, de son côté, recommande la cautérisation profonde «*pro caries quæ alte descendit.* »

Le cautère actuel reçoit de tels perfectionnements entre les mains des chirurgiens arabes, que son emploi porte longtemps le nom de méthode arabique. Entre tous se distinguent Avicenne et Abulcasis. Grand partisan de la méthode, ce dernier s'élève contre son emploi abusif. On cautérisait sans discernement; il veut qu'on établisse des distinctions, il cite des contre indications.

Guy de Chauliac cautérise « les os cariés et corrompus. » (Aposthèmes des membres.)

Ambroise Paré donne identiquement le même conseil pour « les os altérés et vermoulus, en quelque endroit que ce soit. » Il dit de brûler jusqu'à la limite de l'os sain, sans la franchir toutefois, sous peine d'accidents. Si la carie est trop profonde, on commence par détacher des fragments osseux, avec un ciseau et un maillet de plomb. L'évidement existait de fait, si ce n'est de nom (1).

Nous touchons à une période de vive réaction contre l'emploi du cautère. Les progrès de l'anatomie poussent aux opérations par l'instrument tranchant, font rejeter de plus en plus « un moyen barbare, utile tout au plus pendant l'enfance de l'art. » Les sages préceptes de Paré et de quelques chirurgiens distingués ne font que retarder quelque peu la chute de la méthode. En vain d'Aquapendente se plaint de l'abandon « d'une chose aussi utile que cautériser les jointures ; » en vain Fabrice Hilden proclame que l'application du feu supprime la douleur du genou ;

(1) Paré. Œuvres complètes, liv. 9, ch. 32, *de la vérole*. Une chose nous a profondémont étonné, c'est de voir dans un travail récent, M. Trapenard écrire cette phrase : « Paré remplace l'huile bouillante par le cérat, rejette le cautère, ouvre la porte à l'infection purulente. » Loin d'accuser Paré d'avoir favorisé la pyohémie, on regarde la suppression de la cautérisation des plaies par armes de guerre, comme un de ses beaux titres à la reconnaissance de la postérité. Mais partir de ce fait pour confondre l'illustre chirurgien avec les détracteurs du cautère est au moins hasardé. En ouvrant ses Œuvres complètes, on peut se convaincre de l'importance qu'il attachait à l'emploi du feu dans une foule de circonstances et dans les affections osseuses en particulier.

en vain M. A. Séverin (1) publie des guérisons par la cautérisation intra-articulaire. Leurs efforts, ceux de Scultet, de Glandorp restent impuissants. L'école opposée, Dionis, Wurtz, Pott, Overkamp, etc., cherche à inspirer l'horreur du cautère. Elle y réussit à tel point que Shap pouvait déclarer « que le champ des indications du fer rouge a été graduellement restreint à l'exfoliation osseuse; que bientôt il sera chassé de son dernier retranchement, mais qu'il faut du temps pour déraciner un pareil préjugé. »

Il fallut revenir en arrière; on avait dépassé le but; le chirurgien restait à peu près désarmé contre certaines affections. J-L. Petit fait quelques essais dans ce sens. Lafaye se plaint de l'oubli dans lequel on laisse le cautère. Enfin Pouteau (2) y revient franchement. L'Académie de médecine, qui avait remarqué le mémoire de Louis, couronne successivement le mémoire de Labissière (1760) et le traité de la pyrotechnie de Percy (1791). Ce dernier ouvrage est excellent pour l'époque, et bien au-dessus du livre publié par Imbert Delosne quelques années plus tard. Percy qualifie la cautérisation de méthode active efficace autant qu'inusitée. Il rapporte des faits remarquables, entre autres celui de Boquis, et il déclare que de pareils résultats seraient plus fréquents si on savait prendre plutôt et plus souvent le parti de brûler.

Avec le XIXe siècle commence une nouvelle ère de prospérité pour la cautérisation. Partout des indications nouvelles surgissent, des appareils s'inventent, se perfectionnent. Mais, depuis Pouteau, l'école lyonnaise, cette terre

(1) Un jeune homme portait un vaste ulcère de l'astragale, du calcanéum, du scaphoïde. Séverin brûla les os à une telle profondeur que la plaie ressemblait à une gueule de loup béante. Le succès fut complet (Médecine efficace, p. 612).

(2) Pouteau. Mélanges de chirrurgie, 1770; Œuvres posthumes, 1782. « Il est bien difficile de guérir les arthrites sans employer le feu. »

classique du cautère, suivant l'expression d'un savant professeur de Montpellier, l'école lyonnaise se tient à la tête du mouvement. Il suffit de citer les noms de Gensoul, Bonnet, Pétrequin, Diday, Bouchacourt, Barrier, Desgranges, Vallette, etc., pour rappeler une quantité d'ingénieuses applications de la méthode.

Et pourtant, à Lyon même, la cautérisation profonde de la carie, ce moyen héroïque des anciens, reste longtemps au second plan. Bonnet (1) n'a pas une confiance très-grande dans le feu pour les affections osseuses avancées; il est vrai que c'est de la cautérisation transcurrente qu'il veut parler. Ce n'est que dans les petites articulations et dans les lésions peu étendues qu'on a osé jusqu'alors porter le fer rouge.

Mais bientôt M. Bouchacourt (1851) pénètre hardiment à travers l'astragale et le calcanéum. M. Philippeaux, dans son excellent traité (2), que nous mettrons plus d'une fois à contribution, consacre un chapitre à la cure de la carie. M. Ollier creuse, à travers le tarse, des tunnels complets. Le peu d'intensité des phénomènes de réaction qu'on s'attendait à trouver formidables, le plein succès qui couronne les premières opérations, encouragent vivement à les pratiquer de nouveau. A mesure que les faits se multiplient, les craintes se dissipent, et ce moyen prend définitivement place dans la pratique.

Déjà, à l'étranger, les professeurs Rùst, de Berlin, Hoppe, de Bonn, s'étaient montrés partisans de la cautérisation osseuse. Larghi, à Verceil, obtient des résultats remarquables par l'introduction dans les articulations de cylindres de nitrate d'argent.

A côté des procédés anciens, vient de prendre place

(1) Bonnet. Thérap. des maladies articulaires, p. 283.
(2) Philippeaux. Traité pratique de la cautérisation, 1856.

l'ignipuncture (1), employée depuis plusieurs années déjà par M. le professeur Richet. Nous nous proposons de revenir sur les procédés Larghi et Richet.

Citons, pour terminer cet historique bien abrégé, les communications de MM. Ollier au congrès de Lille, Laroyenne, au congrès de Nantes, et une très-intéressante discussion à la Société de médecine de Lyon, à laquelle ont pris part MM. Ollier, Philippeaux, Dron, etc. (2).

Malgré tous ces travaux, la cautérisation articulaire inhérente est bien peu employée hors de Lyon. A Paris, dans les grands services d'enfants, MM. Simon, Blachez, Lannelongue ne s'en servent pas. Pourtant ce dernier chirurgien pense qu'en fait de cautérisation chez les enfants, il y a mieux à faire que l'ignipuncture, M. Julliard (3) se plaint de ce que l'ignipuncture n'est conseillée dans aucun traité classique, même récent: Y parle-t-on davantage de la cautérisation intra-articulaire, qui est bien plus ancienne et a été bien plus souvent employée?

Nous avons pensé qu'un mémoire qui résumerait les travaux produits sur cette dernière question, s'aiderait de nombreux faits inédits, établirait l'opportunité et aussi quelque peu le mode de l'intervention, suivant *le siége de l'affection*, *sa nature*, *l'âge des malades*, *leur état général*, nous avons pensé qu'un tel mémoire pourrait engager à user d'une méthode facile, qui souvent donne des succès inespérés. Et pour entraîner autant que possible la conviction, nous avons recherché avec soin les résultats éloignés, définitifs de l'opération. L'efficacité d'un traitement devient incontestable, lorsqu'on a pu en vérifier les suites plusieurs années après son emploi.

(1) Trapenard. L'ignipuncture et ses emplois (Thèse inaug., 1873).

(2) Compte-rendu des séances de la Société de médecine, in Lyon médical, 4° trimestre 1875.

(3) Julliard. De l'ignipuncture. Genève, 1874.

CHAPITRE PREMIER.

INDICATIONS GÉNÉRALES DE LA CAUTERISATION PROFONDE.

§ 1. *Siége de la lésion.* — Nous avons choisi dans la grande classe des arthropathies un point restreint, l'ostéo-arthrite du tarse. Nous sommes loin de vouloir en inférer que là seulement réussit la cautérisation profonde. De l'avis d'un chirurgien de la Charité, la méthode peut être appliquée à la plupart des articulations. L'essai en a été tenté, mais ce n'est que rarement, malgré des cas de succès après l'introduction du feu dans le coude et le genou. En voici les raisons : Au coude et à l'épaule, la résection donne des résultats si supérieurs, au point de vue des mouvements, que cette opération a presque toujours la préférence. — La cautérisation a été et reste encore le moyen le plus efficace à opposer à la carie vertébrale, l'une des plus fréquentes et la plus grave de toutes les caries. Mais le chirurgien, retenu par l'appréhension d'accidents médullaires, s'en tient aux méthodes superficielles. — L'articulation de la hanche ne peut être atteinte sans d'énormes délabrements. — Au genou, la lésion osseuse est le plus souvent consécutive, peu avancée, on choisit dans ce cas un moyen moins énergique. Si l'os est altéré dans une grande étendue, on redoute de se trouver dans les mêmes conditions qu'après une résection du genou, opération dont la statistique est fort mauvaise. Peut-être ces craintes sont-elles exagérées et la prévention disparaîtra-t-elle à mesure que l'expérience deviendra plus grande.

Au pied, nous nous trouvons en face d'une foule d'indications. La carie y atteint son maximum de fréquence. Comme elle débute par les portions spongieuses, la masse de petits os courts réunis dans le tarse lui offre un terrain des plus favorables. Cette région, plus que toute autre, est exposée aux traumatismes, au froid humide. Le défaut de précautions des enfants et certaines professions rurales exagèrent ces conditions fâcheuses. De plus, la structure du pied favorise la limitation nette du mal, et aussi celle de l'inflammation consécutive (os séparés, cloisonnements, etc.) Le tissu spongieux se prête admirablement à l'action modificatrice du feu. Les articulations sont superficielles ; elles occupent l'extrémité du corps, ce qui diminue la gravité du traumatisme. Enfin les fonctions du membre ne sont pas entravées sérieusement par le raccourcissement ou l'ankylose du pied.

Une bonne partie de ces considérations s'applique au carpe aussi bien qu'au tarse : Nous eussions désiré comprendre dans un même cadre ces deux régions, dont la conformation est si semblable, dans lesquelles la résection échoue, tandis que la cautérisation réussit. L'intérêt de notre modeste travail eût été accru par la comparaison des lésions, des moyens curatifs et de leurs résultats. En laissant de côté la carie de la main, nous perdons nombre d'observations intéressantes. Mais devant l'abondance des matériaux, nous avons compris qu'il fallait nous borner. C'est que la similitude qui existe pour la disposition anatomique, ne s'étend point à la physiologie et à la thérapeutique. Le travail change, aussi bien que les efforts à exercer. D'un côté, c'est la délicatesse, la perfection, l'étendue des mouvements ; de l'autre, c'est la solidité qu'il importe d'obtenir. Ce qu'il faut dans un pied, c'est un support pourvu de la force nécessaire à la station, à la progression. Tel résultat, bon dans l'une des régions, peut se trouver défectueux dans l'autre, et réciproquement. Des raisons de même ordre nous ont également fait abandonner l'ostéo-arthrite des phalanges. La forme particulière qu'y revêt la lésion, son mode de développement, sa guérison rapide, présentent des particularités assez nombreuses pour remplir un long mémoire.

Pour tous les motifs précédents, nous nous en tiendrons aux os du tarse, à leurs articulations intrinsèques et extrinsèques. Nous préférons insister sur les observations. Il sera facile de généraliser les résultats aux régions analogues.

§ 2. *Nature de la lésion.* — Il ne faut pas cautériser indifféremment toutes les arthrites, si l'on ne veut s'exposer à des déceptions. Nous allons établir une première distinction, suivant que l'arthrite s'accompagne ou non de lésion osseuse importante. Cette division n'est point classique. Elle peut n'être pas admise par certains auteurs, puisque pour Rust (de Vienne) l'arthrocace débute toujours par les parties dures (1). Elle n'a d'autre avantage que d'éliminer toutes les synovites fongueuses, même si elles s'accompagnent d'ostéite légère. La cautérisation inhérente doit être rejetée dans ces affections.

Quand l'affection osseuse est le phénomène primitif, tient la place principale, la cautérisation reprend ses droits. L'intervention cependant n'est pas toujours identique, car on rencontre dans l'os deux processus bien différents, l'ostéite et la carie. Tour à tour confondues (Gerdy, Malgaigne. Weber, Bilroth (2) ou séparées (Bonnet, Nélaton, Compendium), ces deux maladies se distinguent par le début, la marche, et surtout par les caractères anatomiques et la terminaison. L'ostéite raréfiante elle-même, qui semble toucher de près à la carie, doit en être sépa-

(1) Il est démontré que l'arthrite, surtout chez l'adulte, peut commencer par les parties molles et y rester longtemps limitée.

(2) Bilroth n'admet aucune différence : « L'ostéite chronique ou *carie* n'est qu'une inflammation avec fonte du tissu osseux. Le rôle de ce dernier est entièrement passif. » *Eléments de pathologie*, p. 499.

rée (1). MM. Ranvier et Paquet (2) vont plus loin : Dans leurs belles recherches sur la pathologie osseuse, ils affirment que la carie n'est pas inflammatoire au début. A ce moment, la régression graisseuse existe seule ; puis les trabécules frappées de mort déterminent en même temps et la réaction inflammatoire et les altérations macroscopiques de la carie. L'inflammation n'est plus que le mode de réparation de l'altération primitive. Nous sommes bien loin de l'ostéite !

Notre expérience personnelle ne nous permet point de décider si l'inflammation est consécutive à la dégénérescence graisseuse, ou si cette dégénérescence n'est pas plutôt le résultat que la cause de l'inflammation. Mais nous admettons une différence tranchée entre les deux processus.

D'un côté en effet, nous avons une inflammation franche, dont tous les modes peuvent être reproduits par l'expérimentation. Sa marche typique et sa chronicité sont en rapport avec la nature du tissu avec la cause efficiente ; son caractère principal est la tendance à la néoformation, c'est-à-dire à la guérison. Prenons un individu sain qui vient de subir un traumatisme violent au talon par exemple. Si la circulation est abolie dans une certaine étendue, une portion du calcanéum va se nécroser. Tout autour de ce point mort, se montrent les modifications circulatoires, réactionnelles et formatrices habituelles. Les cellules redevenues jeunes bourgeonnent, résorbent les portions calcaires, et détachent de l'os un fragment déchiqueté, plus ou moins volumineux. En même temps l'os s'épaissit et les granulations tendent à dissoudre le séquestre. Qu'on élar-

(1) Ollier. Régénération osseuse. — Art. *Carie* (Dict. Dechambre).

(2) Ranvier (Bullet. de la Société anat., 1865). Paquet, Tumeurs blanches (Thèse, 1867).

gisse le trajet qui donne issue à la suppuration, qu'on arrache le séquestre, véritable épine qui entretient le mal, on trouvera une cavité granuleuse. Les bourgeons vont rapidement combler cette cavité d'un tissu mou, qui peu à peu se tassera, s'incrustera de calcaire, et finalement réparera la perte de substance.

Rien de semblable dans la carie. L'expérimentation n'a jamais pu la produire. Elle se développe sous l'influence de causes *diathésiques*, de préférence dans les os courts et pendant la jeunesse. Elle est caractérisée par l'altération graisseuse, la marche envahissante, la destruction successive (ulcère osseux) des parties atteintes. Voici un enfant scrofuleux, mal nourri : à la suite de causes légères, ou même sans cause se déclare une légère douleur au pied. Nulle au début pendant le repos, cette douleur est réveillée par la marche. Alors se montre une tuméfaction dure, profonde, la pression sur ce point est très-sensible. Longtemps les mouvements restent possibles, la réaction fébrile est insignifiante ; plus tard, les articulations se prennent à leur tour, la tuméfaction augmente. Sous la peau livide, on sent un ou plusieurs points fluctuants. Bientôt la peau cédera, et l'ouverture donnera issue à un pus mal lié, mêlé de gouttelettes de graisse, de parcelles osseuses ténues. Et tant que les conditions générales ne seront point changées, tant que des moyens topiques n'auront pas modifié la nature intime du mal, celui-ci au lieu d'évoluer sur place, s'étendra sans cesse et envahira les os voisins.

Ces quelques données sont très-incomplètes ; elles étaient nécessaires pourtant. Cautériser dans le premier cas est au moins inutile, puisqu'une fois l'agent irritant supprimé la nature suffit à la réparation. Cautériser dans le second est *le plus souvent* indiqué. Nous ne disons pas *toujours*, car toute carie reconnue ne réclame pas le même traitement.

Il faut compter avec les diathèses, causes premières du mal. Il en est quatre principales : le rhumatisme, la syphilis, la tuberculose, la scrofulose. Les deux premières ne nous arrêteront guère. Assez rares, l'une est justiciable d'un traitement spécifique, qui en atténue singulièrement la gravité, l'autre n'est pas reconnue par tous les auteurs comme une cause efficiente de carie (la scrofule pouvant coexister, le rhumatisme n'aurait fait que fixer la nouvelle manifestation). Il faut reconnaître pourtant, que dans certaines conditions hygiéniques, une carie vraie se déclare chez des rhumatisants, et même chez des individus n'offrant aucune diathèse.

La tuberculose et la scrofulose sont au contraire très-importantes. Il serait à désirer qu'on trouvât des signes certains pour les distinguer, le traitement étant tout différent, tandis que l'état local offre la plus étroite ressemblance. Jusqu'à présent, l'arthrite tuberculeuse décrite par Nélaton et Bonnet manquait de la double sanction de l'examen histologique et de l'expérience. Cette lacune vient d'être comblée. M. Ollier a de nouveau attiré l'attention sur ce point peu connu, et M. Chauveau l'éminent physiologiste lyonnais, a déterminé chez les animaux des abcès tuberculeux, avec du pus provenant d'arthrites tuberculeuses. Et dernièrement, le Dr Roux a réuni les faits mis en lumière par ces deux maîtres et écrit une bonne monographie sur ce sujet (De l'arthrite tuberculeuse, thèse de Paris, 1875).

La carie tuberculeuse se montre rarement dans le cours d'une phthisie pulmonaire avancée. Elle est primitive, ou se développe pendant les premières périodes de cette maladie. D'autres fois, la persistance de la suppuration, dans une ostéo-arthrite simple, devient la cause d'une poussée granuleuse dans les sommets : ce nouvel élément peut réagir à son tour sur l'affection articulaire. Quel que soit le mode de début, du moment que la granulation tuberculeuse existe, la cautérisation est insuffisante. Il ne faut pas perdre de vue que le tubercule est un agent virulent, à la manière des produits syphilitiques et cancéreux. Il faut détruire le mal en entier, si l'on ne veut s'exposer à le voir renaître sur place, ou dans un autre point. La cautérisation, non plus que la résection, ne donne jamais la certitude absolue que toutes les parties atteintes ont été enlevées. L'amputation est de règle si l'état général le permet (voy. État général, p. 20).

Reste la carie scrofuleuse. Comme elle ne renferme pas de produits virulents, il faut songer à modifier et à conserver encore plus qu'à détruire. Si donc les moyens généraux, les révulsifs ont été impuissants, on doit cautériser. Nous comptons bien établir que de tous les moyens c'est à la fois le meilleur et le plus simple. Ainsi borné aux caries scrofuleuses, et à celles bien plus rares, qui ne reconnaissent pour cause ni syphilis, ni tubercule, le champ de la cautérisation semble singulièrement rétréci. Il est encore bien vaste pourtant, car la scrofule est de beaucoup la cause diathésique la plus fréquente.

§ 3. *Age du sujet. — C'est surtout dans le jeune âge que la cautérisation intra-articulaire donne de beaux résultats.* Cette proposition qui est depuis longtemps, à Lyon du moins, la règle du chirurgien, n'a été nettement formulée que dans ces derniers temps (1). La question de l'âge a cependant une importance aussi capitale que celle de la nature du mal, et c'est pour avoir négligé de tenir compte de ces deux conditions, que les résultats de la méthode sont si différents. On peut formuler encore cette seconde proposition aussi vraie que la première : *Le résultat est d'autant*

(1) Ollier. Des résections et ablations des os du pied (Congrès de Lille).

plus parfait que l'individu est plus jeune. Au-dessous de 5 ans M. Bouchacourt a presque toujours réussi, M. Ollier n'a éprouvé aucun revers. De 5 à 15 ans, la statistique est des plus encourageantes. Nous avons recueilli 37 observations entre ces deux limites d'âge. Dans 6 cas seulement la cautérisation a été impuissante. Sur ces 6 insuccès on doit compter 3 morts, 1 de tuberculose, 1 d'infection purulente et 1 de méningite (l'état local de ce dernier était en très-bonne voie). Dans 7 cas (1/5), il y a eu grande amélioration (plusieurs n'avaient que peu à attendre pour guérir complètement). Dans 24 cas (plus de 3/5), la guérison était complète au moment de la sortie. Sur ces 24 guéris, 8 ont été revus dans la suite. — De 15 à 25 ans, les chances de succès diminuent sensiblement. Sur 18 opérés, 8 ont parfaitement guéri (4 ont été revus), 5 ont été améliorés, 5 ont retiré de la cautérisation un bénéfice peu apparent ou nul. Nous avions près de 2/3 de succès entre 5 et 15, nous n'en avons pas la 1/2 entre 15 et 25. D'ailleurs, la diminution du nombre d'opérés indique déjà que les résultats sont moins encourageants. On doit cautériser pourtant lorsque les autres conditions sont réunies. — A partir de 25 ans, les chances décroissent rapidement, pour devenir au-dessus de 30 ans, aussi généralement mauvaises, qu'elles étaient bonnes au-dessous de 15. Nous n'avons cité que 3 observations au-dessus de 30 ans, ce sont 3 guérisons. Ce sont les seules que nous ayons pu réunir. Nous les avons rapportées pour montrer qu'on peut encore appliquer le feu, si le malade se refuse à toute autre opération. Ces réserves étant faites, nous avons cru inutile de surcharger notre travail des insuccès qui sont à peu près la règle dans l'âge adulte.

Nous trouvons une double cause à cette différence si grande suivant l'âge. D'abord toutes les opérations, surtout les opérations osseuses réussissent mieux chez l'enfant; l'activité organique a toute sa puissance, les cellules osseuses jeunes se multiplient plus activement et un grand nombre de vaisseaux existent encore, qui s'oblitéreront à mesure que le développement osseux s'approchera de sa fin. En second lieu, la carie infantile, le plus souvent primitive, diffère un peu de la carie de l'adulte. En raison de la structure de l'os, elle a plus de tendances à le transformer en un tissu mou, à trabécules presque disparues. Or, l'action modificatrice du feu est d'autant plus rapide, plus complète, que la conformation de l'os se rapproche plus de celle des parties molles, soit par l'âge du sujet, soit par la forme des altérations pathologiques.

§ 4. *Etat général.* — L'état général est la source d'indications précieuses. Si le malade arrive dans un état de nutrition satisfaisant, on peut cautériser immédiatement. Il est bon toutefois, dans la pratique hospitalière, de le laisser s'habituer au régime des salles. Trop souvent l'état général est tout opposé, le petit malade est amaigri, anémique, presque cachectisé. L'amputation semble s'imposer d'urgence pour mettre fin à la suppuration qui le mine. Qu'on n'agisse point trop vite : Dans l'enfance, la nature a des ressources immenses. Il est utile de s'informer des conditions antérieures. Bien des fois ces malheureux étaient relégués dans des endroits humides, mal aérés, obtenaient à peine les soins de propreté indispensables. La nourriture exclusivement végétale, suffisante peut-être comme quantité pour des gens valides, devenait indigeste, insuffisante, pour ces estomacs débilités. Sitôt qu'à ces conditions déplorables, on fait succéder une alimentation réparatrice, les soins, la propreté, c'est plaisir de voir ces petits êtres revenir à la vie. L'hôpital devient pour eux un milieu relativement sain. Quelquefois ils guériront sous la seule influence d'un traitement interne prolongé, sinon ils supporteront admirablement les opérations et leurs suites.

Nous avons dit quelques mots des diathèses considérées dans les modifications qu'elles impriment à la carie. Nous devons y revenir brièvement au point de vue général. Toute suppuration prolongée peut provoquer des symptômes pulmonaires. La carie n'échappe point à cette loi; aussi faut-il veiller attentivement. Peut-être n'a-t-on affaire qu'à un peu de bronchite concomitante. On attendra en examinant chaque jour l'appareil respiratoire, en insistant sur les fortifiants et les préparations dites pectorales. Si les phénomènes pulmonaires semblent rétrocéder, s'il n'y a pas d'amaigrissement, pas d'hérédité, on doit tenter la cautérisation. Le travail de réparation ne coûtera guère plus à l'organisme, que le travail d'ulcération qui existait. La bronchite augmente-t-elle, l'hérédité peut-elle être invoquée? En général, il faut se hâter d'amputer, pendant que la lésion est au début. La carie est cause des accidents, elle réveille une disposition latente jusqu'à ce jour; en sapant le mal dans sa racine, on en peut enrayer la généralisation. Les observations sont nombreuses, qui démontrent l'arrêt d'une phthisie dont la marche semblait rapide. Le Dr Roux (loco citato) en cite deux, nous allons en rappeler une troisième, qui nous a vivement frappé au début de nos études médicales.

C'était à Grenoble, il y a huit ans; un crieur public contracte une arthrite fongueuse du coude. Il continue son métier qui l'expose aux intempéries; la suppuration devient très-abondante, il tousse, il crache du sang, il maigrit, sa voix s'éteint. Il entre alors à l'hôpital (blessés, n° 5): on constate des craquements secs au sommet; le Dr Minder propose l'amputation, il eût peut-être désiré un refus; le malade accepte. On le débarrasse de son bras, la réunion se fait par première intention, presque dans toute l'étendue. Bref, les craquements diminuent, la voix revient, il sort en très-bon état, et plusieurs années encore, nous l'avons entendu crier dans les ventes.

Lorsque le malade présente les attributs de la scrofule, il faut soigner le régime, prescrire les amers, les toniques, l'huile de foie de morue, l'iode ; exciter les fonctions générales par les frictions, les bains aromatiques. En même temps on met le pied dans un appareil bien fait, après avoir auparavant appliqué des révulsifs à l'extérieur et en injections. Il est rare qu'on n'arrive pas ainsi à modifier la constitution au point de rendre l'opération praticable. Donc, un examen sérieux de l'état général est indispensable. Il faut y faire une bonne part à l'hérédité, aux antécédents, à l'auscultation. C'est là que l'on trouvera les guides les plus sûrs de l'opportunité de l'intervention, les foyers carieux, quelle qu'en soit la nature, ayant entre eux la plus grande ressemblance.

Dans quelques circonstances, la cachexie est assez avancée pour qu'on doute du succès de l'amputation elle-même. On doit alors épargner au patient cette souffrance inutile. Un bon bandage inamovible le soulagera certainement. Si le malade ou son entourage exige une intervention active, à l'amputation qui peut précipiter le terme fatal et faire taxer de maladresse l'opérateur complaisant, nous préférons une cautérisation peu profonde. Ordinairement elle n'enrayera pas le mal, mais au moins elle diminuera la souffrance (1), et procurera un peu d'espoir au patient.

CHAPITRE II.

MODE D'INTERVENTION.

§ 1. *Avantages de la cautérisation.* — Trois procédés sont

(1) Cet effet de la cautértsation est constant (V. Bonnet, Philippeaux, etc.).

en usage lorsque les moyens généraux et les révulsifs ont échoué. Ce sont la résection, l'amputation, la cautérisation.

A. La résection est peu employée au membre inférieur, en France du moins, car en Angleterre on résèque assez volontiers la hanche et le genou. En outre, la résection donne de mauvais résultats dans les régions à petits os courts. Il faut de larges incisions pour aller sectionner les ligaments qui les maintiennent réunis. On est exposé à enlever un os qui n'était qu'en partie malade et à laisser en place l'os voisin, qu'on jugeait trop superficiellement atteint pour l'énucléer, et qui pourrait devenir le point de départ d'une nouvelle poussée carieuse. Actuellement à Lyon, l'immense majorité des ablations osseuses se fait par la méthode sous-périostée. Ceux mêmes qui refusent au périoste les fonctions de reproduction si bien démontrées par M. Ollier, reconnaissent les avantages de la méthode, en raison de la conservation des attaches musculaires, tendineuses et des paquets vasculo-nerveux. Et cependant M. Ollier repousse la résection sous-périostée dans le tarse et dans le carpe. C'est que, sans compter les mutilations inévitables pour extraire les os de leur gaîne, cette gaîne elle-même offre une surface chondroïde plus étendue que la surface périostique. Les lambeaux de périoste que l'on conserverait sont insuffisants pour renouveler l'os. La reproduction osseuse est rare, mais elle est encore plus facile au contact de la cavité osseuse que creuse le fer rouge qu'au contact de ces lambeaux fongueux qui risquent d'entretenir l'affection.

Un seul os fait exception, c'est le calcanéum. Son volume, l'étendue de sa gaîne, sa situation expliquent l'emploi de la résection, justifiée d'ailleurs par de nombreux succès. Nous apprécions plus loin les conditions qui doivent faire choisir tantôt la résection, tantôt la cautérisation du calcanéum.

B. Entre l'amputation et la cautérisation dans le jeune âge, je crois qu'on ne doit pas hésiter. En dehors des cas d'exception que nous avons énumérés précédemment, c'est toujours la cautérisation que nous appliquerions. Elle conserve un membre qui pourra rendre d'utiles services. Quelle que soit la forme du pied, le malade le préfère au meilleur appareil. C'est ce qui a fait le succès des amputations de Choppart, de Pirogoff, qui ne conservent qu'un tronçon de pied. L'ostéo-arthrite se rencontre surtout chez les gens de basse condition, astreints à un travail pénible. Chez ces gens-là, les amputations au 1/3 inférieur et sus-malléolaires sont défectueuses, car ils ne peuvent avoir des appareils bien conditionnés et les changer à mesure qu'ils grandissent. Ils préfèrent se servir du pilon, et alors la longueur du moignon les embarrasse. Aussi, dans certaines circonstances, on ampute au lieu d'élection. Après la cautérisation, le pied repose sur des parties faites pour le porter; pas d'ulcère du moignon, par conséquent. La jambe, au lieu de s'atrophier, continue à se nourrir, et nous avons vu d'anciens opérés chez lesquels les deux mollets avaient le même volume, ce qui n'a pas lieu après une amputation.

C. Quant à la gravité relative, il n'est aucun parallèle à établir entre les trois modes d'intervention. Le cautère est incomparablement moins dangereux que le couteau. Ce n'est point un fait nouveau que nous énonçons, mais quelques détails le rendront plus saisissant. Nous avons recherché les cas de mort à la suite de la cautérisation profonde, non-seulement dans le tarse, mais dans les os en général. Nous avons interrogé les souvenirs, fouillé les documents. La plupart des chirurgiens n'ont jamais eu de complications graves. Dans l'enfance, disent MM. Bouchacourt et Ollier, on peut cautériser sans crainte aussi largement qu'il est besoin. Les enfants supportent si bien le fer rouge, ajoute M. Horrand, qu'il m'est arrivé de cautériser des scrofuleux dans 6 ou 8 points distincts, sans causer d'accidents généraux notables (Voir observ. 60). Plusieurs de ceux qu'on a cautérisés sont morts, mais à longue échéance. Ils étaient tuberculeux d'ailleurs. Sur plus de 100 opérations, dans un seul cas, la mort est survenue quelques jours après l'application du feu. Des accidents pyohémiques se manifestèrent après une forte hémorrhagie (Voir observ. 56 et la note page 25). Nous avons vu une malade être prise de symptômes de septicémie, mais elle a guéri (Obser. 61).

Nous trouvons, dans le consciencieux travail de notre collègue et ami le Dr Vincent (De l'ablation du calcanéum, thèse 1876), la statistique suivante : L'amputation tibio-tarsienne donne de 16 à 40 0/0 de mortalité; l'amputation sus-malléollaire 18 0/0; celle de Pirogoff 14 0/0; celle de Syme 13 0/0; tandis que la résection du calcanéum ne donne que 7 0/0. C'est déjà la moitié moins de mortalité pour cette dernière opération, et, à côté de ce résultat, considéré comme très-beau, il n'est peut-être pas 2 à 3 0/0 de morts imputables à la cautérisation. Il faut ajouter que notre statistique porte sur des individus jeunes, et que chez l'adulte elle serait loin d'être aussi favorable. En nous plaçant dans les mêmes conditions pour la résection du calcanéum, le chiffre de la mortalité baisse dans une forte proportion. Toutefois, l'opération serait bien plus grave si au lieu du calcanéum seul, si facilement abordable, il fallait enlever une notable partie du tarse. On sait combien difficile, dangereuse même, est l'ablation de l'astragale.

Passons à l'amputation. Nous trouvons dans le journal d'opérations de M. Desgranges, précieux recueil résumant toute sa pratique de majorat, nous trouvons en 5 ans

20 amputations sus-malléollaires ou désarticulations (Pirogoff, Syme, tibio tarsiennes). L'âge des malades variait entre 13 et 20 ans; pourtant 5 opérés sont morts, et plusieurs ont été renvoyés incomplètement guéris.

Cette véritable innocuité du cautère tient d'abord au faible retentissement général causé par son emploi, à l'étendue restreinte des plaies cutanées; mais aussi et surtout à l'absence des complications, si ordinaires après les plaies par instrument tranchant. L'érysipèle, la lymphite, la phlébite, la gangrène progressive, la pourriture d'hôpital, la septicémie, la pyohémie sont absolument rares (1). La faveur dont jouissent les opérations par le galvanocautère tient en grande partie à l'absence de ces complitions.

D. Il est encore pour militer en faveur de la cautérisation quelques considérations moins importantes: 1° On peut toujours, si le mal n'est pas détruit une première fois, l'attaquer par le même moyen, et, en dernier lieu, reste la ressource de l'amputation, 2° La cautérisation offre de sérieux avantages dans la pratique rurale. A défaut d'aides suffisants en nombre et en intelligence, pour mener à bien une opération compliquée, on a recours au fer rouge.

(1) M. Philippeaux et tous les auteurs qui s'occupent de cautérisation insistent avec raison sur cette immunité. Ils l'expliquent en disant que le feu oblitère les orifices vasculaires, en même temps qu'il détruit. Les principes septiques pénètrent difficilement dans l'économie, puisque au moment de la chute de l'eschare les vaisseaux sont oblitérés par le bourgeonnement. Aussi, même après la cautérisation, quand on se sert du stylet et du bistouri dans une plaie qui se déterge, quand on la fait saigner, s'expose-t-on à provoquer un mouvement fébrile et quelquefois un érysipèle. Des autorités imposantes attribuent au contact entre les vaisseaux et les détritus organiques, la fièvre traumatique et la septicémie. Le seul de nos malades qui ait succombé avait eu une abondante hémorrhagie en nappe, il avait en outre une grande articulation malade, ces causes d'affaiblissement ont mis son organisme hors d'état de résister à l'infection (Obs. LVI),

L'instrument lui-même ne risque pas de faire défaut. Un simple pique-feu a servi souvent (Philippeaux). 3° La cautérisation est bien plus facilement acceptée que l'amputation. Lorsqu'il s'agit d'enfants, on se heurte ordinairement à des refus énergiques des parents. Ceux-ci aiment souvent mieux les perdre, que de les voir estropiés pour toujours, que de penser qu'ils ne pourront jamais suffire eux-mêmes à leurs besoins.

§ 2. *Objections à la cautérisation.* — Nous avons répondu chemin faisant à la plupart des objections que cette opération peut soulever. La principale de toutes, celle qui a trait à son efficacité, tombera devant nos observations. Il en est quelques autres encore auxquelles nous désirons consacrer quelques lignes.

A. On peut nous opposer que dans le jeune âge on ampute très-peu pour les arthrites, et que par là même, notre comparaison entre l'amputation et la cautérisation devient superflue. Cela n'est vrai que dans une certaine mesure, puisque pour 26 caries du pied, M. Desgranges a 20 fois enlevé le membre. Nous admettons qu'aujourd'hui on arrive moins souvent à cette extrémité. Mais aussi, si un certain nombre d'enfants guérissent sans opération, combien sont renvoyés chez eux dans le même état, combien s'éternisent dans les services de chirurgie, combien enfin, épuisés par la suppuration, finissent par mourir cachectiques. Oui, on ampute peu, mais c'est moins parce que la maladie disparaît sans intervention, qu'en raison des dangers que fait courir l'ablation du pied.

B. On reproche quelquefois à la cautérisation de n'avoir qu'un effet palliatif. Pendant quelque temps le patient est soulagé, puis le mal reprend sa marche un instant interrompue. Avec de l'attention, on éviterait ce retour fâcheux dans bon nombre de cas. Il faudrait d'abord porter un diagnostic sérieux sur la nature de l'affection, et ne point cautériser les caries à produits virulents (voyez nature de la lésion) qui risquent de reproduire la maladie. D'autres fois, le chirurgien timoré a été retenu dans son œuvre de destruction. Il a négligé d'arriver à la limite de l'os sain. Le moyen porte en lui-même quelque chose de barbare, et l'aspect de la plaie effraie ceux qui n'ont pas été habitués à manier le cautère. Il est une juste mesure à garder, qu'enseigne la pratique. Quoi qu'il en soit, même quand on n'a pas atteint une profondeur suffisante, il est rare que l'intervention n'ait produit aucun bénéfice, aucune diminution dans l'étendue du mal.

Dans d'autres circonstances, la guérison paraît solide, puis il y a récidive après un temps plus ou moins long. Si la récidive occupe le même siége, c'est que la première manifestation n'avait pas épuisé la diathèse. L'amputation qui eût prévenu la reproduction sur place, ne l'eût point empêchée sur un point plus ou moins éloigné; l'observation de tous les jours le prouve. Ordinairement, les apparences trompent; quand il y a eu guérison, la nouvelle carie n'est pas entée sur l'ancienne. Cette recrudescence est, en somme, un nouveau processus, développé tout à fait au voisinage, comme il eût pu se montrer au genou ou ailleurs. Les observations 1 et 2 sont des exemples frappants de fausse récidive.

C. Une dernière objection surgit à propos de la longueur de la cicatrisation du tissu osseux. Un individu débilité ne saurait être exposé impunément aux dangers d'une réparation aussi coûteuse, aussi difficile. Comme le même reproche s'adresse à la résection, il ne reste plus qu'à opter entre l'amputation avec ses périls et la cautérisation avec sa durée. Déjà, nous avons donné la solution du problème. Qu'on ampute s'il y a urgence absolue, sinon qu'on attende. L'opérateur, les yeux fixés sur le but à atteindre, se rappellera ce sage précepte : Souvent on se repent d'être allé trop vite, presque jamais d'avoir temporisé.

§ 3. *Choix du procédé de cautérisation.* — « Les cautères se distinguent en ceux que l'on ne fait qu'approcher des parties malades (cautérisation objective), en ceux qu'on passe plus ou moins rapidement sur ces parties (cautérisation transcurrente, et en ceux qu'on fait pénétrer à travers les tissus pour les modifier (cautérisation inhérente). » (Percy, loc. cit. introd.)

La *cautérisation objective* est tombée dans l'oubli. La *cautérisation transcurrente*, ou superficielle, a été et est toujours fort employée : Bonnet y a fréquemment recours. Seule, il la trouve souvent impuissante; il la combine alors avec l'immobilité et la compression. Pour cela, il dispose 6 à 8 pastilles de potasse, pareil nombre de trainées de Canquoin, ou mieux, de raies de feu autour de la jointure. S'il a choisi le cautère actuel, il se conforme à la pratique vétérinaire : chauffer l'articulation, en passant l'instrument dans la même raie, jusqu'à ce qu'elle ait pris une couleur jaune doré. Puis aussitôt, il serre le membre dans un bandage Seutin. Cette pratique lui a donné, dans les synovites. des succès nombreux. Il avoue que cette méthode est imparfaite, dès que les fongosités sont abondantes. Aussi, quand il existe une ostéïte notable, il fait quelquefois pénétrer le fer à travers les fistules (1).

(1) Il est curieux de suivre comment de la cautérisation superficielle on est arrivé à la tunnellisation des os. Il y a trente ans, le chirurgien amputait presque pour toute carie. Puis il cautérise à travers les fistules; les phalanges d'abord, et ensuite de plus grandes articulations pour des lésions limitées. Le succès pousse à des tentatives plus radicales, et enfin en présence du refus d'une amputation urgente, il perfore le pied, enlevant tout ce qui est atteint. A dater de ce moment, la cautérisation prend le pas sur l'amputation du pied.

La *cautérisation inhérente* se pratique avec les caustiques ou avec le cautère : entre les méthodes superficielles et profondes se place l'*ignipuncture.*

L'*ignipuncture* tient à la fois de la cautérisation superficielle et de la cautérisation profonde. Ses effets, néanmoins, se rapprochent plus de la première que de la seconde. L'effet destructif est nul: l'aiguille rougie s'éteint en grande partie en traversant la peau. L'effet modificateur existe, mais il est forcément restreint en raison de l'exiguïté du pertuis. L'effet de compression peut entrer en ligne compte, à condition que le trajet de l'aiguille se cicatrise. Quant à l'effet limitant, M. Trapenard y insiste sans le démontrer.

M. Ollier a employé le cautère Richet. Il le trouve insuffisant lorsque l'os est sérieusement atteint. Le bec de platine est trop grêle se refroidit trop vite. Malgré la petite boule, réservoir du calorique, il noircit à mesure qu'il arrive au contact des tissus. La proximité de la boule empêche de pénétrer un peu loin sans brûler la peau. Souvent, aussi, l'aiguille se tord, ce qui est un nouvel embarras pour l'opérateur.

Loin de nous l'idée de vouloir faire le procès de l'ignipuncture. Elle a donné des succès entre les mains de MM. Richet et Julliard. Déjà, le chirurgien de Genève a heureusement modifié l'instrument. Il a supprimé la boule, remplacé le réchaud par une pile. Le galvano-cautère à pointe, dont on dispose maintenant, devient d'une manœuvre plus facile que le cautère Richet. Son action est plus étendue, en raison de la plus grande élévation de la température. D'après MM. Trapenard et Julliard, la statistique de l'opération est favorable. Devra-t-on, donc, préférer l'ignipuncture dans la carie du tarse? Nous ne le croyons pas. En analysant les travaux des auteurs précédents, nous voyons que le procédé a été employé presque exclusivement dans les grandes articulations (genou et coude) et chez les adultes. L'altération osseuse, quand elle existait, était sans doute peu importante, puisque l'examen au stylet n'est ordinairement pas indiqué. Un assez grand nombre de revers porte précisément sur les cas où existait une lésion osseuse. Le seul cas de carie du pied traité par ce moyen, n'en a éprouvé aucune amélioration. D'après ces données, on est en droit de penser que l'ignipuncture n'est pas un moyen assez énergique pour des lésions carieuses avancées.

Il faut se souvenir, en outre, que chez les enfants, les petits os du tarse sont très-rapprochés, difficiles à reconnaître à travers le gonflement des parties molles, difficiles à piquer par conséquent. Or, pour espérer les modifier, il faudrait une *puncture* au moins à chacun de ceux qui sont altérés. Rien ne peut donner la certitude que tous aient été touchés, d'autant plus qu'on ne peut pas rapprocher beaucoup les pointes de feu. Depuis longtemps, M. Bouchacourt a découvert et fait constater par Amussat, son maître, un fait pratique d'un haut intérêt; savoir, que plus l'enfant est jeune, plus il faut éloigner les points touchés par le cautère pour une même étendue de peau. L'action de la chaleur a une telle portée dans le jeune âge que, quelquefois, on a vu de grands lambeaux cutanés se sphacéler à la suite de cautérisations trop rapprochées.

Ceci n'enlève rien à la valeur de l'ignipuncture. Ce procédé est une acquisition d'autant plus utile qu'il trouve ses principales indications, précisément dans les cas où la cautérisation inhérente a des effets moins évidents. Loin de se nuire, les deux opérations se complètent l'une l'autre, et comme M. Julliard, nous désirerions les voir occuper une plus grande place dans la thérapeutique articulaire.

Caustiques. — Ces agents sont très-nombreux; leur effet est tellement différent, qu'il est nécessaire de passer en revue quelques-uns des types les plus marqués. 1° Les modificateurs en injection (Iode, liqueur de Villate, Chloral, etc.) ont une action trop faible dans la carie. L'injection de Villate produit souvent du boursouflement et une cuisson fort vive. Le chloral cause une sensation pénible, mais courte, à laquelle succède une impression de bien-être. Comme ce corps est en même temps antiseptique, il rend quelquefois de grands services dans les pansements secondaires.

2° Les caustiques puissants (acides, alcalis, chlorures, azotates, etc.) secs ou en solution concentrée, sont peu maniables. Bien des points échappent à leur action qui est, d'ailleurs, mal limitée dans la profondeur. Malgré quelques succès (Boyer, Desgranges), ils sont très-peu employés pour la destruction osseuse.

3° Nous mettons à part les caustiques disposés sous formes de cylindre, de cônes, (flèches de Canquoin, trochisques de minium, crayons de nitrate d'argent). Rarement utilisés, à Lyon, comme moyens primitifs, ils sont précieux pour les cautérisations consécutives des fistules, et des points qui ont échappé au fer rouge. Le nitrate d'argent, qui a une énergie assez grande, qui fond facilement, qui pénètre dans les anfractuosités, a fait merveille à l'hôpital de Verceil. Les faits de la pratique de Larghi sont nombreux et concluants; citer tout ce que contiennent les documents qu'il nous a gracieusement offerts, nous entraînerait trop loin. Nous préférons résumer succinctement quelques-unes de ses observations. Cela prouvera mieux que tout ce que nous pourrions dire, l'efficacité du caustique lunaire. M. Ollier, qui l'a essayé plusieurs fois après le maître italien, (obs. 32) lui doit quelques succès. Il préfère néanmoins le fer rouge pour la première opération.

— Après avoir fait à chacun des procédés la part qui lui

revient, reste la véritable cautérisation *actuelle inhérente*. C'est le moyen que nous recommandons d'après l'autorité de chirurgiens expérimentés. Son emploi est plus facile, son action plus prompte et plus sûre. Rien ne peut le remplacer quand il s'agit de détruire beaucoup, de modifier au loin, tout en respectant les téguments. La chaleur rayonnante qu'il dégage permet de déterminer dans la profondeur une réaction salutaire. Ce que nous avons dit des avantages de la cautérisation, se rapportait surtout à la cautérisation profonde avec le fer rouge. Nous allons voir quelle est la manière habituelle de procéder.

CHAPITRE III.

OPERATION. — REPARATION.

§ 1. *Manuel opératoire ; ses modifications principales.* — On place dans un réchaud ardent 3 ou 4 cautères de la forme qu'on juge la plus convenable (coniques, olivaires ou à bec d'oiseau). Il y a tout avantage à les choisir un peu volumineux, (1 1/2 à 2 cent. dans le plus grand diamètre) la chaleur se conserve plus longtemps. On attachait une grande importance, autrefois, à distinguer les effets des 3 degrés de la chaleur rouge. Sorbait, le premier, a montré que la douleur est, en raison inverse de la température. Percy, commentant le précepte de Sorbait, fait cette réflexion : « Un cautère à blanc est à un cautère rouge sombre pour la douleur de l'adustion, ce qu'un bistouri tranchant est à un bistouri émoussé pour celle de l'incision. » (Pyroth. p. 103) Même avec l'anesthésie, il est toujours préférable d'élever la température : la douleur est moindre au réveil et on ne risque pas d'entraîner des lambeaux de chair adhérents à l'instrument, pourvu qu'on le change aussitôt qu'il brunit.

Pendant que les fers chauffent, on procède à l'anesthésie. Dès que se produit la première résolution, on met à profit le temps qui s'écoule jusqu'au sommeil, pour se livrer à un examen complet. Armé du stylet, le chirurgien qui n'a plus à redouter d'inflammation consécutive, sonde la plaie par toutes les fistules. Quand il a acquis des notions exactes sur l'étendue du mal, son siége précis, la friabilité des os, leur mobilité, etc.; il peut prendre une décision en connaissance de cause, varier le procédé, et ne laisser presque rien à l'imprévu.

Par exemple, par un certain nombre de fistules, il arrive sur des os atteints en partie seulement, il ne reconnait pas de séquestre. Il suffit, dans ce cas, d'introduire par les fistules des cautères à pointe assez longue; la pression de la main les fera pénétrer dans les os altérés. La vaporisation du liquide vient en aide à la chaleur rayonnante; la lésion cutanée n'est presque pas augmentée. C'est l'ignipuncture plus en grand, avec cette différence, qu'on détruit à travers un ou plusieurs orifices, autant qu'on le juge nécessaire.

Au lieu d'être à son début, la carie peut avoir causé des ravages étendus, altéré le tarse dans sa presque totalité. De l'extérieur, le doigt ne trouve aucune saillie qui le guide. La sonde s'enfonce dans un tissu friabilisé, reconnaît des fragments osseux isolés ou peu adhérents; le pied est converti en une masse ramollie, fongueuse et informe. A cette période, mieux vaut souvent se donner du jour avant d'employer le cautère. On fait une incision de la grandeur nécessaire, puis, à l'aide d'une spatule, (Bouchacourt) d'un détache-tendon, (Ollier) ou de fortes pinces, on fait sauter les séquestres et les portions les plus malades. Avec le cautère on parfait l'œuvre, on brûle les parois de la cavité qu'on vient de creuser, et aussi les lèvres de la plaie cutanée.

Cette pratique a pour avantage principal de permettre d'agir à ciel ouvert. Mais elle produit une réaction fébrile plus marquée, elle expose davantage aux complications des plaies, même après la cautérisation des bords de l'incision. Aussi, beaucoup d'opérateurs préfèrent-ils profiter des pertuis existants, quitte à les élargir avec le fer rouge et à transpercer entièrement la région.

Dernièrement, M. Laroyenne a eu l'idée de faire l'ischémie préalable sur le membre, avec la compression d'Esmarch. Il y trouve deux avantages: Le premier, de conserver du sang à des individus qui en ont le plus grand besoin; il opère sur des enfants, et dans le jeune âge, les hémorrhagies sont très-mal supportées. Il a remarqué, en second lieu, que l'opération se fait dans de meilleures conditions, lorsque les tissus sont exsangues. On évite le suintement sanguin qui produit, au contact du cautère, ce magma noirâtre, adhérent, et cette fumée épaisse qui gênent les manœuvres et obligent à opérer à tâtons. (Laroyenne, congrès de Nantes).

Lorsque la carie n'intéresse pas le tarse dans son entier, le siége exact de la lésion, révélé par l'examen complet, sur lequel nous avons insisté, peut donner lieu à quelques modifications dans la manière d'opérer.

A. Dans l'articulation *tibio-tarsienne*, l'ostéite est le plus souvent secondaire. Il est préférable de cautériser par les fistules sans ouvrir trop largement l'article, L'ankylose n'est pas la suite inévitable de la cautérisation articulaire. Notre 39e observation montre le rétablissement des mouvements après une abrasion complète des surfaces articulaires.

B. Au *calcanéum*, on a le choix entre la résection et la cautérisation (voir page 22). M. Ollier est le chirurgien qui a le plus contribué à l'ablation sous-périostée de cet os, Il a montré à la Société de médecine des opérés chez qui la reproduction osseuse était parfaite. M. Philippeaux, tout en reconnaissant les excellent résultats de la résection, a déclaré avec preuves à l'appui, qu'on ne doit pas négliger la cautérisation méthode plus simple, plus abordable à tous les talents, mieux tolérée par le malade. M. Dron a cité quelques faits concluants dans le même sens. Il eut pu les multiplier davantage, car de même que M. Horrand son successeur, il employait journellement ce moyen chez les scrofuleux de l'antiquaille (1). Enfin cette année, le Dr Vincent a donné en faveur de la résection, des raisons qui doivent vivement engager à tenter cette brillante opération. (*Loco cit.*, p. 13.)

Voici les règles pratiques qui découlent de l'ensemble de ces travaux : L'os est-il en partie malade, on le creuse, on le tunnellise au besoin avec le cautère. La simplicité de cette opération et de ses suites, la reproduction osseuse au contact de l'os laissé en place, doivent assurer la préférence au feu sur le bistouri. Au contraire l'os est-il pris jusque dans sa portion éburnée, l'ablation sous-périostée doit l'emporter. La nécessité d'un talon pour la station et la progression, la presque certitude d'une régénération osseuse complète, grâce à l'étendue du périoste, motivent le choix de la résection.

C. Pour l'*astragale*, la cautérisation est préférable. L'enclavement de l'os rend son extraction très-laborieuse, et la reproduction régulière n'a pas lieu. La statistique de l'extirpation est peu favorable. Il reste entendu que si l'os est presque mobile dans les fongosités, on l'arrache d'abord puis on cautérise au pourtour. Chez l'adulte, une carie astragalienne étendue réclame d'ordinaire l'amputation.

D. La deuxième rangée du tarse (scaphoïde, cuboïde

(1) Loc. cit., p. 4 (Société de médecine).

cunéiformes) est la région par excellence de la méthode actuelle, ici il faut agir avec vigueur si l'on ne veut voir le mal réapparaître bientôt. Tant que l'os est ramolli, il faut brûler. Si les têtes des *métatarsiens* participent à la carie, on les comprend dans la cavité. Quoique l'épaisseur du pied soit déjà fort diminuée à ce niveau, on le traverse généralement dans le sens transversal, en respectant les parties molles au-dessus et au-dessous.

Toutes les fois qu'on cautérise dans les jointures, il est trois points essentiels à se rappeler : 1° Détruire les fongosités synoviales, cautériser les surfaces qui suppurent et les culs-de-sac qui bourgeonnent mal ; cette pratique prévient bien des récidives. 2° Le chirurgien doit aller hardiment, mais ce précepte n'exclut pas la prudence, surtout au voisinage des paquets vasculo-nerveux. Une négligence peut causer de nombreux accidents : l'hémorrhagie en première ligne ; le feu est un hémostatique qui a longtemps remplacé la ligature. Supposons pourtant qu'on effleure la paroi d'un vaisseau, une eschare en résultera, et quelquefois une perte de sang inquiétante. Cet accident est arrivé deux fois à M. Ollier ; il a été très-grave dans un cas de M. Horrand (obs. 56). 3° Il est d'urgence d'immobiliser le membre. A ce précepte de Bonnet, on joint souvent l'occlusion de J. Guérin. L'efficacité de l'occlusion inamovible n'est plus à démontrer.

§ 2. *Phénomènes de réparation.* — La plaie du cautère effraie la première fois qu'on en est témoin ; le peu d'intensité de la réaction chez l'enfant, surprend peut-être encore davantage. Pendant quelques heures, il y a de la souffrance la langue est blanche, le pouls rapide, la température oscille entre 38,8 et 39.5. Dès le lendemain, et à coup sûr le troisième jour, la température revient au degré qu'elle avait avant avant l'intervention, et même descend de quelques dixièmes. Dans les hôpitaux, les pansements rares ont des avantages sérieux. Nous avons vu laisser un membre 15 jours dans le même appareil. Quand il est souillé on le fenêtre, ou on le remplace suivant le besoin. Déjà sous une couche de pus concret on trouve de beaux bourgeons et une suppuration crémeuse (1), souvent même le bourgeonnement marche trop vite à la superficie. Il faut alors réprimer cette exubérance avec le nitrate, ou même employer les dilatateurs (éponge, laminaire) ou les drains.

Il arrive quelquefois que, malgré les soins les mieux entendus, la plaie reste blafarde, atonique, ou fongueuse et saignante. Il est probable qu'il existe quelque point de carie non modifié. On sonde délicatement la plaie, et sur le siége du mal on applique le cautère ou le procédé de Larghi. Le cylindre de nitrate agit suffisamment, il pénètre où l'on désire ; il a l'avantage de ne pas effrayer et de ne pas nécessiter l'anesthésie.

Nous désirerions pouvoir compléter cette étude sommaire en ajoutant la description des phénomènes intimes de réparation. Mais les autopsies d'individus morts accidentellement en pleine réparation, sont rares et incomplètes. On admet par analogie, que la marche de la cicatrisation ressemble à celle qui suit l'évidement. Une inflammation franche se développe, tout comme après l'ablation d'un séquestre dans une ostéite simple; seulement après la cautérisation, les tissus sont modifiés bien audelà du point touché.

Dans son traité de la régénération, l'auteur indiquait comme constante la reproduction osseuse, aboutissant à

(1) Voir Ollier Viennois, Poncet (Sociétés médicales de Lyon, 1872). A la campagne, le pansement rare est moins utile, l'immobilisation seule reste indispensable. Même dans les hôpitaux, quelques chirurgiens préfèrent des pansements quotidiens à l'appareil ouato-silicaté.

l'ankylose. C'est aussi l'opinion de Larghi, et dans sa clinique (p. 22), il compare la cavité creusée dans de petits os réunis, à une cavité de même grandeur pratiquée dans un seul os, le tibia si l'on veut. La reproduction osseuse n'est point la règle ; elle n'existe que lorque le périoste forme une surface continue (calcanéum) ou bien lorsque les parois de la cavité sont formées de tissus osseux. Dans ce cas, la comparaison de Larghi est juste ; de plus, les portions d'os qui persistent forment des attèles qui maintiennent la longueur du pied. S'il ne reste plus que des parties molles, qu'on ait, par exemple détruit toute une rangée du tarse, la cavité s'emplit de tissu conjonctif qui ne s'incruste de calcaire qu'au contact des os. La cicatrisation est plus rapide, mais le raccourcissement est plus grand. Contre les lambeaux du périoste, prennent naissance de petites masses ostéoplastique ; d'autres sont disséminées dans la portion fibreuse de nouvelle formation. Mais ces fragments d'os n'ont rien de régulier ni de constant. Nous avons constaté cette reproduction fibreuse dans un cas; elle est admise par M. Ollier, depuis qu'il a observé un plus grand nombre de pieds cautérisés, soit sur le vivant, soit à l'amphithéâtre.

Les conséquences de la réparation fibreuse sont faciles à prévoir. Le tissu conjonctif est rétractile; il rapproche les os à mesure qu'il se densifie ; il donne au pied une forme caractéristique dont Larghi publie un bel exemple.

Bien que son diamètre transversal soit rétréci, l'organe paraît plus gros que son congénère, en raison de la diminution de longueur qu'il a subie. La voûte plantaire n'existe presque plus, la saillie du coude-pied est effacée d'ordinaire. Le pied est d'autant plus écourté que le mal occupait une plus grande étendue, et que l'opéré est plus jeune. La déformation est au maximum lorsque, avec la deuxième rangée du tarse, on a enlevé les têtes des métatarsiens. Les orteils sont reportés en arrière, le pied donne l'idée d'une patte d'animal.

Quand l'opération n'a intéressé qu'un côté du tarse, il se produit une déviation latérale par le même mécanisme : Si l'on enlève le scaphoïde, on a un pied varus; le pied est valgus, si la destruction porte sur le cuboïde. Solly a même conseillé l'extirpation de ce dernier os pour remédier à des varus extrêmes.

Ces déformations, fâcheuses au point de vue de la forme sculpturale, n'offrent pas aux fonctions du membre l'obstacle qu'on pourrait redouter *a priori*. La cicatrisation fibreuse est même un bénéfice, elle conserve au pied une certaine souplesse, qui le rend plus propre à la marche qu'un bloc osseux d'une seule pièce.

Lorsque la cicatrisation s'avance, on veille à ce que le pied immobilisé jusquelà ait une bonne position. S'il a de la tendance à appuyer de la pointe, on le met en équerre sur la jambe. Bientôt après on commence les mouvements méthodiques : rares et limités au début, chaque jour on augmente leur durée et leur étendue. Puis on permet quelques instants de marche. Un tuteur est quelquefois nécessaire pendant un an ou deux. Il maintient la rectitude du pied, soulage l'organe encore faible, d'une partie du poids du corps. Les malades sentent bien vite le besoin de le quitter de temps en temps. Plus tard ils ne le prennent plus que pour les courses. Ils finissent par le laisser complétement de côté. Les malades qui ont été revus (obs. 1, 2, 5, 23, 26, 27, 28, 29, 37, 39, 44, 45, 46), marchaient sans appareil, se tenaient debout sans fatigue, et se déclaraient on ne peut plus satisfaits des résultats de l'opération.

CHAPITRE IV

OBSERVATIONS

« OBSERVATION I.—En mars 1851, M. Bouchacourt fut appelé à soigner un jeune homme de 25 ans, que Richard, de Nancy, voulait amputer. Il présentait une carie du tarse droit tellement étendue, que le pus s'était fait jour par 21 trajets fistuleux, dont l'un avait une ouverture de 3 cent. de diamètre. Le stylet pénétrait dans une bouillie sanieuse et l'avant-train du pied ne semblait tenir au reste que par la peau. La douleur était vive, les mouvements abolis. Les divers traitements n'avaient produit aucune amélioration. Fort de résultats obtenus dans des cas analogues, M. Bouchacourt débrida les trajets et éteignit 16 cautères olivaires dans la profondeur. Nouvelle opération au milieu de juin. Toute la rangée antérieure du tarse fut détruite. Au bout de six mois, le malade s'en allait guéri ; le pied était plus court, mais la marche avait lieu sans la claudication à laquelle on s'attendait.

OBS. II.— « Pendant huit ans, la santé de cet homme fut excellente. Puis survint une douleur et un abcès au niveau du calcanéum, l'os le moins malade, le moins cautérisé la première fois. Bientôt après, un pus sanieux s'écoula en abondance par plusieurs orifices. M. Bouchacourt était absent, le malade vint réclamer mon assistance. Le stylet pénétrait dans le calcanéum friable à plus de 3 cent. La constitution ayant peu souffert de cette lésion encore récente, je suivis le traitement qui avait si bien réussi à M. Bouchacourt. Je pratiquai à deux reprises une profonde cautérisation actuelle, en mettant à profit les ouvertures existantes. Cinq mois après, guérison radicale; l'os s'est reproduit, la déformation n'a pas augmenté. Depuis, jamais mon opéré n'a souffert dans le pied droit. Mais il y a huit mois, vingt ans après la première intervention, douze ans après la seconde, apparut une douleur au genou. Les soins les plus assidus ne purent prévenir la formation d'une tumeur blanche. Il a fallu recourir à l'amputation, que le malade a parfaitement supportée. »

Ces deux observations ont été communiquées à la société de médecine par M. Philippeaux (v. Lyon médical). C'est le cas le plus intéressant et le plus complet qu'on puisse souhaiter. En effet, la lésion osseuse reparaît trois fois. Jamais il n'y a eu récidive dans les points cautérisés, puisque la deuxième carie débute dans le calcanéum qu'on avait ménagé. Chassé du pied, mais non de la constitution, le mal se reproduit une troisième fois dans le genou. Cette immunité tient sans doute à la réparation fibreuse et non osseuse de la carie (voy. réparation, p. 36). Nous ferons remarquer en outre que lorsque la deuxième cautérisation fut pratiquée, le malade avait dépassé 30 ans. C'est un des trois succès dont nous avons parlé. Le fait suivant appartient encore au même chirurgien.

Obs. III. — Je fus consulté en mai 1865 par la nommée Julie X, de Tournon, âgée de 20 ans. Depuis plusieurs mois, son pied droit était tuméfié et douloureux au niveau du calcanéum. Bonnet, qu'elle vit en premier lieu, fit, sans résultat, des cautérisations transcurrentes. Quelque temps plus tard, la marche devenant impossible, la malade se rendit à Paris, où elle se mit entre les mains de M. Richet. Les soins du savant professeur n'amenèrent aucun soulagement. De retour à Tournon, l'état s'aggrava au point que son médecin la décida à l'amputation et la renvoya à Lyon subir cette opération.

Ce fut alors qu'elle se présenta chez moi. Je l'examinai avec soin: en tenant compte de l'absence de fistule, de la tuméfaction profonde et de l'inutilité des moyens employés jusqu'alors, j'acquis la conviction qu'il existait un abcès profond du calcanéum. La malade voulait à tout prix être débarrassée de son pied; je l'éthérisai, mais au lieu d'amputer, je me décidai à perforer le calcanéum de part en part. Je pénétrai hardiment par la partie interne, avec un cautère pointu, jusqu'à ce qu'il sortit au-dessous de la malléole externe. A ma grande joie, il s'écoula du pus; l'os était ramolli... J'introduisis des fers d'un plus gros calibre et je cautérisai profondément le calcanéum et l'articulation astragalo-calcanéenne, qui était prise également... Aucun accident; injections détersives. Au bout d'un mois, je renvoyai cette fille à la campagne; six mois plus tard, les fistules étaient cicatrisées.

Douze ans se sont écoulés, la jeune fille s'est mariée, elle est mère de deux beaux enfants; elle marche sans raideur, n'éprouve aucune lassitude dans le pied. Personne, en la voyant, ne se doute de l'état grave dans lequel elle s'est trouvée.

Obs. IV.— (Bouchacourt.) B..., séminariste, âgé de 19 ans, entre le 9 juin 1855, salle Saint-Philippe (Hôtel-Dieu), n° 37. Il a vu survenir, il y a deux ans, à la suite d'une marche forcée, une douleur légère au tarse. Il n'a pris aucune précaution; l'état du pied est allé empirant chaque jour. Au moment de l'entrée, la peau, luisante, tendue, est percée de deux ouvertures qui conduisent sur les os dénudés, le saphoïde principalement.—Fongosités abondantes, suppuration fétide. On emploie d'abord la méthode de Bonnet (section du tendon d'Achille, redressement et immobilisation de l'organe). Légère amélioration, vers la fin de juin, qui ne persiste pas longtemps. M. Bouchacourt cautérise alors largement à travers les fistules. Quelque temps après, le malade sortait avec une amélioration très-grande. On n'a pas eu de ses nouvelles.

Obs. V.— (Bouchacourt. Charité.) Bournay, 8 ans, salle St.-Philippe, n° 23, petit malade scrofuleux, affaibli, fils d'un père syphilitique, débilité par les excès, et d'une mère scrofuleuse. Il est affecté, depuis quatre ans, d'une carie de toute la deuxième rangée du tarse. Le stylet se perd dans une masse ramollie; par les fistules suinte un pus caséeux.—Bière, iodure.

16 septembre. Dénudation des parties latérales du tarse. Avec la spatule on fait sauter une bonne partie des os de la deuxième rangée, qui sont mobiles dans les fongosités. Cautérisation de ce vaste foyer, 3 cautères rougis traversent le pied de part en part.

Novembre. L'ulcère scrofuleux est converti en une large plaie bourgeonnante du plus bel aspect. Attèle pour maintenir le pied dans la rectitude.

Le 21. Crise vermineuse; la plaie reste stationnaire puis devient blafarde. On y éteint deux cautères.

10 décembre. La plaie se ferme, le pied se raccourcit, l'enfant commence à marcher. Quelque temps après, au moment de son départ, la santé est satisfaisante, la carie est détruite; il persiste une petite plaie superficielle. On a eu des nouvelles du jeune Bournay, qui a parfaitement guéri.

Obs. VI.—(Bouchacourt. Charité.) Bouden, 7 ans, salle St-Philippe, n° 7, également issu de parents scrofuleux, avait l'habitude de marcher pieds nus sur les carreaux. A l'âge de 3 ans, apparut une petite tuméfaction scaphoïdo-cunéenne, qui rapidement augmenta et s'abcéda, puis l'état devint stationnaire. Actuellement le stylet pénètre dans les os, la marche est impossible, le membre atrophié.

Octobre. Boutons de feu autour de l'article, cautérisation à travers les fistules.—Eau iodée. Réaction inflammatoire.

Novembre. Cautérisation au nitrate.

Décembre. Exercices fréquents et méthodiques du pied, compression; l'embonpoint reparaît. Lorsque le malade sort, quelques mois plus tard, le pied est revenu à un état presque normal, la fistule est cicatrisée, les mouvements ne sont plus douloureux. Cependant on ne permet au malade que deux à trois heures de marche par jour, en plusieurs fois. L'état général est satisfaisant.

Obs. VII.—(Bouchacourt. Charité.) Gandy est un enfant de 7 ans 4 mois, porteur de scrofulides nombreuses. Il entre pour une carie tarsienne dont le début remonte à plus d'un an. Fistules; pénétration du stylet dans le scaphoïde et les cunéiformes; ostéites des phalanges et de divers autres points.

5 juillet. Cautérisation énergique des os à travers les fistules; mieux.

7 septembre. Le mieux ne s'est pas maintenu, on éteint trois cautères; bains salés.

28 octobre. Même intervention, mais plus légère. Cette fois le mieux se maintient, la marche devient possible. Les parents viennent réclamer leur enfant. On l'emmène à la campagne achever sa cure. Il persiste une petite ouverture qui ne suppure pas.

Obs. VIII.—(Bouchacourt. Charité.) Cl. Grange, 11 ans 1/2, salle St-Philippe, n° 37. Tumeur fongueuse du pied avec ostéite profonde.

12 mai. Cautérisation superficielle au fer rouge.

13 juin. Cautérisation aux flèches de canquoin.

30 juillet. Cautérisation inhérente au fer rouge. L'état s'améliore lentement.

20 octobre. Grande amélioration, compression, la plaie se ferme.

Décembre. Guérison complète.

Obs. IX.—(Id.) Philibert Carrel, 8 ans, salle St-Philippe, n° 11. Carie tarso-métatarsienne, cautérisation par les fistules. Guérison.

Obs. X. — (Id.) Louise Mareil, 7 ans, salle St-Ferdinand, n° 23 Carie du tarse et du métatarse datant de très-longtemps; fistules. Divers traitements, puis cautérisation. Mieux graduel. Sort avec une grande amélioration.

Obs. XI.— (Id.) Charles Trouillard, 10 ans, salle St-Philippe, n° 35. Carie du calcanéum, cautérisation osseuse, guérison.

Obs. XII. — (Id.) Pierrette Bonton, 10 ans, salle Sainte Hélène, n° 11. Abcès intra-articulaire du pied gauche avec lésion osseuse. Incision et cautérisation profonde. Cette fillette est retirée dans le même état peu de jours après l'opération.

Obs. XIII.—(Id.) Jean Bonnet, 8 ans 9 mois, salle St-Philippe, n° 29. Ulcère scrofuleux du pied gauche, fongosités articulaires. Divers pansements malgré lesquels l'affection envahit les os du tarse. Extraction des parties cariées avec la spatule, cautérisation de la cavité. Sort amélioré.

Obs. IV. (Bouchacourt. Charité.) — Auguste Clerc, 6 ans, salle Saint-Philippe 9. Carie tibio tarsienne. Cautérisation, grande amélioretion. Cependant quelques points restent fongueux. Nouvelle cautérisation trois mois après la première, et presque immédiatement le malade est emmené à la campagne.

De ces résultats obtenus par M. Bouchacourt avec la cautérisation (6 guérisons complètes lors de la sortie, 4 améliorations et 1 état stationnaire sur 11 cas), rapprochons la statistique résultant des divers autres traitements (au-dessous de dix ans). Nous trouvons 4 états stationnaires, une amélioration, une très-grande amélioration due à des injections iodurées. Ces chiffres sont d'autant plus éloquents, que l'habile chirurgien de la Charité, soumettait de préférence au cautère les lésions les plus avancées. Très-souvent il se servait de la spatule, pour nettoyer les foyers carieux, faire le gros de la besogne. Plusieurs fois il a fait des perforations complètes. Le traitement général qui était constamment associé au traitement local, consistait en bière aux repas, iodure de fer, sirop de chaux, huile de foie de morue. Pour imbiber la charpie des pansements, il employait l'eau iodurée et ordonnait fréquemment les bains salés. Nous n'avons cité que trois ou quatre observations avec quelques détails. Les autres sont réduites le plus possible. Cela suffit pour donner une idée de la manière d'opérer de chaque chirurgien, et nous évitons des redites inutiles; ainsi ferons-nous pour chaque série d'observations.

Obs. XV. (Desgranges. Hôtel-Dieu). — Philibert Bois, salle Saint-Sacerdos 70. Cet homme, âgé de 51 ans, est affecté d'une arthrite, suite d'une entorse datant de trois ans. Cautérisation au chlorure de zinc, puis au fer rouge. Le mieux était sensible, lorsque quelques fongosités apparaissent de nouveau. Le malade refuse une troisième cautérisation et sort de l'Hôtel-Dieu. Chez lui, l'état ne tarde pas à s'aggraver, la marche devient impossible. Il revient dans le service de M. Desgranges, en octobre 1850. Voici le résumé de l'état actuel : six fistules rapprochées permettent au stylet d'arriver sur le calcanéum, où il entre en crépitant. Une large ouverture, en arrière, conduit dans le même os. La douleur est très-vive et s'oppose à tout mouvement.

9 octobre. Cautérisation profonde par les trajets fistuleux, cautérisation transcurrente, eau blanche.

Le 12. Vive réaction, souffrance, pouls dur, fréquent.

Le 14. Mieux.

Le 17. La tuméfaction diminue.

Le 20. Le malade se lève malgré la recommandation qu'on lui avait faite. Le lendemain inflammation considérable, douleur vive.

Le 23. L'inflammation décroît, pour cesser le 25.

12 novembre. Etat excellent.

Le 30. Le malade qui s'ennuie à l'hôpital demande son éxéat. Le pied est dans un état satisfaisant. On compte sur une terminaison favorable.

Cette observation offre à remarquer l'âge avancé du malade, plus de 50 ans; la réaction vive qui a suivi l'application du cautère, réaction qui existe très-rarement à ce point dans la jeunesse, et qui est la règle au-dessus de 30 ans; enfin, l'inflammation et la douleur qui se sont montrées sitôt après que le malade a essayé de se lever.

Obs. XVI. (Desgranges. Hôtel-Dieu). — Sélarier, 12 ans, scrofuleux, a déjà fait un séjour à l'hôpital de Saint-Etienne pour une carie du pied. Les injections qui ont été faites par les fistules sont restées sans effet. Il entre, salle Saint-Sacerdos, 49, le 4 avril 1857. Pied déformé (varus) considérablement tuméfié. Fistules multiples, douleurs, ganglions suppurés dans l'aine; malgré cela, état général assez bon. Longtemps on a cru la guérison impossible, on voulait amputer. Des injections de solution de potasse améliorent singulièrement l'état local, l'ulcération de l'aine prend meilleur aspect.

7 août. On se décide à cautériser largement au fer rouge.

19 septembre. Le mieux est très-accusé. Frictions iodurées, compression. L'amélioration est chaque jour plus manifeste. Bientôt les fistules se cicatrisent. On place le pied dans une bottine avec tuteur pour remédier au varus et le jour de son départ le malade marche sans douleur.

Obs. XVII. (Desgranges. Hôtel-Dieu.) — Fossard, 17 ans, se fait admettre à Saint-Louis, 74, le 9 octobre 1865. Le début de la carie tarsienne remonte à 18 mois. Quatre mois plus tard, apparaissent les fistules. La suppuration est abondante, le malade ne peut marcher.

20 octobre. Incision des trajets fistuleux, cautérisation profonde. Réaction assez faible.

Le 24. Suppuration, rougeur.

Le 31. La suppuration diminue, l'état général est bon, le bougeonnement est exubérant, on le réprime avec le nitrate d'argent.

4 décembre. La plaie est presque entièrement cicatrisée.

Le 20. Le malade s'en va en très-bonne voie.

Obs. XVIII. (Desgranges. Hôtel-Dieu.) — Rosalie Dauvergne, 15 ans, non réglée, salle Sainte-Marthe. Carie du tarse, avec fistule conduisant sur le cuboïde. De la fistule s'échappe en abondance un pus fétide. Gonflement de tout le dos du pied. Faiblesse générale. Cautérisation osseuse avec des fers coniques. Suites simples, chûte de larges eschares; dégorgement graduel du pied. Guérison 3 mois après l'intervention.

Obs. XIX. (Desgranges. Hôtel-Dieu.) — Georgette Favier, 21 ans. Bien réglée. Salle Saint-Paul (1857). Carie du calcanéum, fistules sur la région externe. Marche impossible. Cautérisation profonde. Suites simples. Sort au bout de 5 mois en très-bonne voie.

Obs. 20. (Desgranges. Hôtel-Dieu.) — Marie Fulget, 24 ans, salle Sainte-Marthe, (1857). Trajets fistuleux, conduisant sur le calcanéum qui est friable. Cautérisation osseuse; issue d'esquilles; suites simples. Guérison prochaine le jour du départ.

Obs. XXI. (Desgranges. Hôtel-Dieu.) — Gorbiller, 13 ans, salle Saint-Louis. Carie du deuxième cunéiforme et de la tête des métatarsiens. Cautérisation, guérison complète.

Obs. XXII. (Desgranges. Hôtel-Dieu.) — J. Badin, 14 ans, salle des Opérés. Ostéo-arthrite du pied gauche et surtout du premier cunéiforme et du métatarsien correspondant. Cautérisation, inflammation assez vive, courte, pas d'accident. Sortie en bonne voie.

Obs. XXIII. (Desgrangss. Hôtel-Dieu.) — Latreille, 17 ans, salle Saint-Sacerdos. Carie du tarse, portant principalement sur le cuboïde et le troisième cunéiforme. Par les trajets fistuleux multiples on arrive sur les os friables. Cautérisation profonde, bandages, suites simples. Cicatrisation complète.

Obs. XXIV. (Desgranges. Hôtel-Dieu.) — Ferrandier, 25 ans, carie du pied, avec trajets fistuleux nombreux. Cautérisation, insuccès. Amputation sus-malléolaire.

Ces 10 observations sont extraites et résumées de la collection si complète de M. Desgranges. Elles comprennent 5 succès définitifs, 3 exéats en bonne voie, une amélioration et 1 insuccès. Nous savons déjà que M. Desgranges a amputé dans 20 cas de carie (de 13 à 20 ans). En face de ces 20 individus privés de leur membre, dont 15 seulement ont survécu, nous trouvons 6 cautérisés au moins qui sont rentrés en possession de leur pied. Celui chez lequel la cautérisation avait échoué a été amputé. Nous devons ajouter pourtant, que les cas de M. Desgranges portent sur des malades dont la lésion était avancée, mais souvent d'étendue assez limitée.

Obs. XXV. (Larghi. Verceil.) — La jeune Gaïda Angelina est affligée d'une arthrocace du pied gauche, avec trajet fistuleux pénétrant dans l'articulation calcanéo-astragalienne. Fongosités au niveau du scaphoïde. La malade venait se faire amputer. Les succès obtenus avec le nitrate d'argent engagent à employer la même cure. On introduit des cylindres de ce caustique à 10 reprises différentes (tous les 8 à 10 jours). Chaque fois on constate une amélioration. Elle part entièrement guérie. Et depuis, chaque année « elle peut, sans fatigue, porter moudre son riz à plusieurs kilomètres. C'est une vigoureuse paysanne.., etc., etc. »

Obs. XXVI. (Larghi Verceil). — Bianco, 15 ans, sort amélioré au bout de 3 mois et vient se montrer guéri 10 mois plus tard. Pied très-enflé, 4 orifices fistuleux, 6 introductions de cylindres de nitrate. Les os malades étaient le calcanéum, le cuboïde et les métatarsiens.

Obs. XXVII. (Larghi. Verceil). — Beccaris, 13 ans, carie du tarse gauche, effacement de la voûte plantaire, tuméfaction générale. 3 trajets fistuleux conduisant dans l'articulation calcanéo-astragalienne, dans le cuboïde, etc. 7 introductions de crayons de nitrate. Guérison. Beccaris revient montrer le résultat quelques mois après.

Outre ces 3 observations dont nous ne donnons que le sommaire, il en est d'autres fort belles, dans les cliniques de Larghi, entre autres celle d'un phlegmon sous-périosté, avec gangrène, ostéite, etc. (T. I, p. 20).

Obs. XXVIII (1). (Ollier. Hôtel-Dieu). — Anna Cat, de Chambéry,

(1) Résumée du Traité de la régénération, t. II, p. 511.

15 ans, entre pour la première fois dans notre service le 4 avril 1864. Elle a éprouvé à diverses reprises pendant son enfance des douleurs articulaires surtout au niveau du tarse... Il y a 11 ans qu'elle a commencé à souffrir. La première fistule s'ouvrit à 7 ans à la suite d'un mouvement fébrile. Une cinquantaine d'abcès se sont formés depuis cette époque jusqu'à ce jour. Elle ne peut plus poser le pied à terre et depuis l'âge de 7 ans, elle n'a pas pu faire un pas sans béquilles. L'état général s'est ressenti de la lésion locale. Perte des forces, amaigrissement, pâleur, inappétence; pas de lésion pulmonaire. Le pied est volumineux, les téguments tendus et blafards sont percés çà et là de fistules fournissant du pus. Le stylet pénètre dans diverses articulations. La malade demande à être guérie par un autre moyen que par l'amputation. Elle est soumise sans succès pour l'état local, à un traitement tonique général pendant 2 mois. Après ce délai nous nous décidons à intervenir.

Première opération. — Agrandissement des fistules. Evidement et cautérisation des points cariés. Avec la gouge on enlève les portions ramollies et le pied est traversé de part en part dans le sens transversal, par le cautère actuel. Quelques points du calcanéum sont soumis au même traitement. Le cautère avait créé dans le pied une sorte de tunnel où le doigt entier pouvait s'engager. Réaction vive, douleur sans aggravation de l'état général. Enfin la plaie se déterge, et au bout d'un mois et demi le tunnel qui permettait de voir le jour à travers le pied se cicatrise définitivement. La malade retire un bénéfice réel de cette opération, les douleurs disparaissent, l'état général s'améliore, mais l'arrière-pied reste gonflé et tendu, des fistules persistent au niveau du calcanéum.

Deuxième opération. — On pratique l'ablation sous-périostée du calcanéum dont la lésion restait stationnaire. Guérison complète. Le pied est plus court de 18 mil. que le pied sain. Il n'a pas d'excavation au talon. Toutes les fistules sont fermées. Une marche de 4 kil. sans bâton ne cause pas de fatigue. Des renseignements récents sur cette personne qui est mariée à Paris, confirment le parfait usage du membre.

Obs. XXIX. (Ollier. Hôtel-Dieu.) — Louise Blanc, robuste fille de 18 ans, ne présente d'autres antécédents pathologiques que quelques scrofulides. En 1867, entorse du pied gauche; elle continue à travailler pendant 6 mois, puis elle est obligée d'entrer à l'Hôtel-Dieu, salle Saint-Paul, 112. Son pied ne peut plus la porter, il présente une tuméfaction fluctuante au niveau du cuboïde. La pression est douloureuse en ce point. On fraie une voie au pus qui menace de rompre a peau, et par l'orifice, on arrive sur le cuboïde. Plusieurs mois de traitement ne produisent aucun résultat. On propose l'amputation qui est énergiquement refusée. Avec le fer rouge on détruit le cuboïde, par la fistule; on crée un deuxième trajet pour aller brûler les cunéiformes. Douleur vive, la malade n'ayant pas consenti à l'anesthésie. Réaction modérée. 8 jours après, issue d'un petit séquestre. Les orifices tendent à se boucher. Dilatation et introduction de crayons de nitrate. A partir de ce jour la cicatrisation est rapide et le pied reprend ses fonctions.

Nous avons tenu à revoir cette fille qui a aujourd'hui 27 ans. La santé est excellente. Le pied peu déformé est raccourci surtout en dehors. Deux cicatrices déprimées adhérentes, indiquent les trajets du cautère. Le tarse et le métatarse forment un bloc mobile sur l'arrière-pied. Cette fille fait chaque jour un travail pénible, elle n'éprouve une légère fatigue qu'après les longues marches.

Obs. XXX. (Ollier. Hôtel-Dieu.) — Tout près de Louise Blanc était une autre fille de 20 ans, dont la maladie occupait le même siége. Mais la constitution était épuisée, les conditions générales déplorables (toux, expectoration, maigreur, accès fébriles). L'amputation fut également refusée. La cautérisation produisit un soulagement très-grand; mais l'amélioration fut de courte durée. Quelques mois encore et la tuberculisation pulmonaire emmenait la malade.

Obs. XXXI. (Ollier, Hôtel-Dieu.) — Jacques Cottier, 17 ans, salle Saint-Louis, 79. Enfant chétif et scrofuleux qui a perdu sa mère de phthisie, et sa sœur de scrofulose. Rien du côté des poumons. Deux fistules dont une à la face plantaire, qui conduisent dans le calcanéum. On incise la peau, on arrive dans une cavité osseuse contenant un petit séquestre. On l'enlève et on cautérise fortement les parois de la cavité. Le lendemain, pouls 120. Hémorrhagie dans la plaie, angioleucite. Au bout de 3 jours l'état s'améliore. Apparition et ouverture d'un abcès périarticulaire le mois suivant; quelque temps après cicatrisation de la plaie. Au moment de la sortie la cicatrice est solide et tend à s'effacer. L'état général est excellent, le malade marche sans douleur.

Obs. XXXII. (Ollier. Hôtel-Dieu.) — Clémence Borlet, 15 ans, scrofuleuse, salle Sainte-Marthe, 25. Début, en mai 1865. Fistule sur la face externe du pied en août. Tuméfaction, douleur vive. Actuellement on constate une ostéo-arthrite tibio-tarsienne. Par deux fistules le stylet arrive sur les os. Révulsifs, bandage plâtré jusqu'au 15 mars. A cette époque, cautérisation intra-articulaire au nitrate d'argent par une fistule, et au canquoin par l'autre. Ce dernier est plus douloureux. Série de bandages inamovibles.

12 avril. Cautérisation de 20 minutes avec le nitrate.

15 mai. Les fistules ne donnent à peu près plus. Le mieux es manifeste.

20 juillet. La tuméfaction a disparu, les fistules sont cicatrisées. Le pied a conservé sa forme, il peut supporter le poids du corps.

12 août. Exéat, marche sans bâton.

Obs. XXXIII. (Ollier. Hôtel-Dieu.) — Jeune homme de 19 ans, atteint de carie du pied. Avec le bistouri on découvre les os et avec la gouge on perfore un tunnel à travers le cuboïde et les cunéiformes. Puis on cautérise la cavité, ainsi que les têtes des métatarsiens. Bon résultat immédiat; mais après 15 jours les fongosités reparaissént. L'état reste stationnaire. Une deuxième intervention est refusée. Exéat. Insuccès probable.

Obs. XXXIV. (Ollier. Hôtel-Dieu.) — Bureau J., 32 ans, salle Saint-Sacerdos, 81. Rachitique. Déformation de presque tous les os. La marche était facile au moment du début de l'ostéo-arthrite (2 ans). Cette affection restait stationnaire depuis de longs mois, quand une chute est venue déterminer la rupture de la peau et l'aggravation de tous les symptômes. Le pied dévié en dehors ne peut faire aucun mouvement. Tuméfaction. Le stylet crépite dans l'astragale. Incision de 2 cent. à la région externe. On perfore l'astragale sans trouver de séquestres. On introduit dans cet os plusieurs bâtons de nitrate. Après 3 mois, amélioration très-grande, les fistules sont fermées; la marche a lieu sans douleur, le malade réclame son exéat.

Obs. XXXV. (Ollier. Hôtel-Dieu.) — Vallon J., 18 ans, salle Saint-Sacerdos. Scrofuleux, très-affaibli; carie des 2 tarses et du carpe. Début 5 ans. Nombreuses fistules, os friables; pus caséeux; pas de douleur vive, marche torpide. Divers traitements échouent, méthode de Larghi. Douleur pendant la journée. Le cinquième jour chute d'eschares blanchâtres. Quelques semaines plus tard se montrent les symptômes d'une ascite tuberculeuse. Mort.

La nécropsie confirme le diagnostic. Les os sont gras, se laissent facilement entamer sur le trajet du cautère; ils sont particulièrement friables et ils offrent une teinte rouge brunâtre.

Obs. XXXVI. (Personnelle, recueillie dans le service de M. Ollier dont nous avons été secrétaire.) — Euphrasie Egraz se fait admettre à Sainte-Marguerite, n° 3, en juin 1872. La santé était bonne, lorsque à la suite d'une entorse légère, cette fille qui avait eu des scrofulides dans son enfance, vit survenir une ostéo-arthrite tibio-tarsienne. Occlusion inamovible ; peu de résultats. Cautérisation avec les cautères Richet, on tombe dans du pus. Bandage ouato-silicaté. Souffrance et réaction modérée, la suppuration traverse le bandage. Pas d'amélioration. Cautérisation inhérente de l'astragale. L'amélioration fait des progrès quotidiens et la malade part en très-bonne voie de guérison.

Obs. XXXVII. (Id.) — Au N° 41 de Saint-Sacerdos est couché un enfant scrofuleux de 14 ans, des environs de Grenoble. On lui a coupé le pied droit dans cette ville pour une tumeur blanche tibio-tarsienne. Depuis quelques mois, s'est déclarée une carie du pied gauche assez avancée pour que son médecin ordinaire y ait vu l'indication d'une amputation. — Etat actuel : Tuméfaction considérable du tarse, toute la région est criblée de fistules qui donnent accès dans l'astragale, le scaphoïde, le cuboïde et les cunéiformes friabilisés et fongueux. Il existe en outre un abcès qui efface la voûte plantaire.

Opération. — Malgré l'étendue du mal, on tente la conservation chez cet enfant déjà mutilé. On incise la peau, on enlève les deux premiers cunéïformes isolés dans les fongosités, puis avec le fer rouge on creuse un tunnel comprenant toute la deuxième rangée du tarse. Un deuxième trajet est ouvert au niveau de l'abcès plantaire, traverse la voûte et vient rejoindre le précédent au niveau du deuxième cunéiforme. Des drains parcourent ces trajets. Bandage qu'on fenêtre au bout de quatre jours. Réaction vive dans les premières vingt-quatre heures. Quelques parcelles osseuses sont entraînées par les lavages. — Deux mois après l'opération, le mieux est tel, que l'on conçoit un espoir sérieux de sauver le pied. On enlève les drains qu'on remplace par des crayons de nitrate. Progrès rapides. Six mois après son entrée, le malade est renvoyé, marchant sans douleur. Tout fait espérer que la guérison sera solide.

Obs. XXXVIII. (Id.) Jean Coulomb, scrofuleux, 17 ans, Saint-Sacerdos, 46. Carie du calcanéum datant d'un an, arthrite tibio-tarsienne consécutive. Abcès sous le tendon d'Achille, pas de fistules. Anesthésie, ouverture des abcès ; avec des cautères on traverse le calcanéum de part en part. Cautérisation transcurrente, autour des malléoles. Bandage silicaté, très-peu de réaction. Hémorrhagie : par la plaie externe on lie une artériole assez volumineuse. Repos au lit, bandages réitérés. Cet enfant donne les plus belles espérances, on l'envoie à l'asile des convalescents de Longchêne. Malgré les ordres les plus formels, il se met à marcher. Il revient à l'Hôtel-Dieu avec un pied rouge tuméfié, des accidents subaigus, un abcès du périnée. On ouvre l'abcès, qui contient un pus grumeleux, mal lié. Repos au lit pendant un mois. Nouveau séjour à la campagne. Indocilité persistante, aggravation nouvelle. On renvoie Coulomb dans son pays en assez mauvais état.

Obs. XXXIX. (Ollier.) — Louise Charrel, 9 ans, m'est amenée le 3 juillet 1874 avec une arthrite tibio-tarsienne suppurée. Le pied présente un gonflement énorme, la peau distendue est percée de trois fistules (en dehors, en dedans et en avant). Près du tendon d'Achille est une tuméfaction produite par des masses fongueuses, sans fistules. Le début date d'un an et la marche est impossible depuis plusieurs mois. Eczéma des narines. Pendant l'éthérisation, j'ai soin de préciser l'étendue des désordres. L'articulation est ouverte, le stylet y entre par les différentes fistules, et, de plus, pénètre dans l'astragale profondément altéré. C'est par cet os que le mal a sans doute commencé. La pression fait sourdre du pus, des débris de fongosités, mêlées de matières caséeuses. Je pénètre par la fistule externe, j'éteins successivement cinq cautères dans l'articulation, et surtout, dans l'astragale que je détruis presque en entier. Un sixième cautère traverse l'amas de fongosités que j'ai mentionné en dehors du tendon d'Achille. Le membre est placé dans un appareil ouato-silicaté. Un peu de souffrance le soir, la réaction est modérée. Dès le lendemain, il y a du mieux, et quarante-huit heures après, l'enfant mange et reprend sa gaîté. Le bandage est laissé intact vingt jours, puis je le fenêtre. Les plaies sont en bon état, on les panse au vin aromatique. Quelques parcelles osseuses se détachent. On envoie l'enfant à la campagne avec son bandage. En novembre, elle vient le faire changer : les fistules persistent encore, mais les masses fongueuses et la tuméfaction ont disparu. Je laisse pendant sept minutes des crayons de nitrate fondu dans les trois fistules et je replace l'appareil. Huit jours après, je pratique une fenêtre et je renvoie l'enfant. Retour en janvier, troisième bandage qui n'est pas fenêtré. En avril, je trouve les fistules cicatrisées, les mouvements produisent encore un peu de douleur. Je laisse *respirer* le membre pendant quarante-huit heures, et je pose un dernier appareil, que je remplace par un tuteur deux mois plus tard. — Aujourd'hui, le tuteur ne sert plus que pour les longues courses. Les mouvements de l'articulation tibio-tarsienne se rétablissent progressivement. Malgré la cautérisation, il n'y a pas eu d'ankylose (V. p. 34).

Obs. XL. (Id.) — Jeune fille de 12 ans, (7 et 13, Sainte-Marguerite), qui présente un cas tout à fait semblable au précédent. La lésion est plus avancée. On cautérise par les trois trajets fistuleux, en sorte que le trajet antérieur communique avec l'externe dans la profondeur. Le trajet antéro-interne, peu profond, reste isolé. Succès complet.

Obs. XLI. (Id.) — Marie Billaud, 26 ans, Sainte-Marguerite, 6. Ostéo-arthrite du cou-de-pied droit. Différentes lésions osseuses. Toux et craquements légers depuis quelque temps. On traverse les os malades avec un cautère pointu. On met le pied sous bandage et, bientôt après, on renvoie la jeune fille à la campagne, où elle fait un séjour de trois mois. Elle revient montrer son pied qui tend à la cicatrisation, on n'en a pas eu de nouvelles depuis lors.

Obs. XLII. (Id.) — Garçon de 13 ans. Carie du tarse. Bon résultat immédiat. Bientôt après, la suppuration augmente et prend un nouvel aspect. Le malade tousse, maigrit. Amputation de jambe. Mort phthisique.

Obs. XLIII. (Id.). — Quatre enfants, au-dessous de cinq ans, opérés en ville; on n'a pas pris les observations, mais M. Ollier a gardé quelques notes sommaires. Il a obtenu les meilleurs résultats. Du reste, il n'a pas encore éprouvé de revers à cet âge.

Parmi les belles observations que nous tenons de l'obligeance de M. Ollier, nous ferons surtout remarquer celles qui portent les numéros 28, 29, 32 (procédé Larghi), 34 (âge), 37, 38 (effet de suppression de l'immobilité), 39 (retour des mouvements). On peut noter aussi la différence du résultat suivant l'âge.

Obs. LIV. (Personnelle, notes prises dans le service de M. Gayet.) Au numéro 71 de Saint-Paul, se trouve. au moment où nous prenons le service, la nommée Mélanie P., âgée de 14 ans. Elle porte au pied une plaie énorme qui le traverse dans le sens transversal. Tous les traitements avaient échoué contre la carie tarsienne dont elle est atteinte. M. Gayet eut recours aux cautères, et, à leur aide, détruisit le tarse presque dans son entier. L'opération a été bien supportée. Actuellement, le membre est toujours immobilisé. Pansements quotidiens et injections détersives. De temps en temps, on arrache de petits séquestres. Les orifices des trajets se cicatrisent trop vite, on passe un gros drain, par lequel on fait des injections phéniquées. — En juin, diphthérite légère qui cède à des applications de chloral. En juillet, les fistules cessent de suppurer. Nous appliquons un bandage imperméable, et on porte la fillette au bain sulfureux. Fin juillet, les plaies sont fermées, on permet quelques instants de marche. Le pied, plus mince et plus court, est dans l'extension : on fait construire un tuteur qui le ramène à angle droit et on envoie l'enfant à la campagne.

Plusieurs mois après, elle vient faire réparer son appareil qui la blesse. Le pied est plus solide, mais ne peut supporter sans appareil les longues marches. Elle avait promis de revenir immédiatement si quelque accident survenait.

Deux ans se sont écoulés, on ne l'a pas revue, la guérison doit être complète.

Obs. XLV. (Dron. Antiquaille.)— Gabriel Maisonneuve, 9 ans, enfant malingre et scrofuleux, entre le 25 juin 1868 pour une ostéite suppurée du pied accompagnée d'une arthrite tibio-tarsienne. Sa toux et sa maigreur font craindre la tuberculisation. En avant de l'articulation tibio-tarsienne est une fistule par laquelle on pénètre dans l'astragale ; une deuxième fistule conduit sur le calcanéum, deux autres trajets fongueux se trouvent en avant des malléoles. On remarque de plus des ulcérations scrofuleuses des parties molles du bas de la jambe. La tuméfaction est considérable, les mouvements sont impossibles dans le tarse, ils sont douloureux et limités dans l'articulation tibio-tarsienne. — Le 8 juillet, anesthésie, cautérisation : les os sont fouillés assez profondément pour que trois des trajets du cautère (antérieur et latéraux) se rencontrent au niveau de l'articulation astragalo-calcanéenne. On cautérise vigoureusement toutes les autres ulcérations, on applique des boutons de feu autour de l'articulation tibio-tarsienne, on remplit de charpie perchlorurée les vastes excavations, et on immobilise l'organe. A partir du troisième jour, injections phéniquées. Peu à peu, les parties se nettoient, les plaies prennent un bon aspect, et tendent à la cicatrisation. Applications iodurées. Au mois d'octobre, tuteur pour maintenir droit le pied qui s'infléchit en dedans, l'enfant sort guéri.

Aujourd'hui, Maisonneuve a 18 ans. Nous l'avons revu en mai : il est employé dans une maison de commerce. Le pied conserve les cicatrices des plaies, déprimées, adhérentes. Il est peu déformé; mais il conserve une tendance à s'infléchir, que prévient une chaussure à contrefort. Les mouvements sont revenus en grande partie dans l'articulation tibio-tarsienne. L'état général est florissant.

Obs. XLVI. (Id.) — Adrienne B., 14 ans, sort de l'Hôtel-Dieu, ne voulant pas se soumettre à l'amputation. Elle entre à l'Antiquaille (Sainte-Croix). Tous les os du tarse sont cariés, mais surtout ceux de la deuxième rangée. Tuméfaction énorme, trajets fistuleux de tous les côtés. Le stylet pénètre dans une sorte de bouillie caséeuse. Avec des fers olivaires, on traverse deux fois le pied de part en part. Les deux trajets se rencontrent en croix dans le foyer qui est largement évidé avec le cautère. Drains dans les deux trajets, injections phéniquées ; charpie perchlorurée, immobilisation. Rapidement, la suppuration devient crémeuse : au bout de deux mois, on sort les drains. La guérison s'est fait attendre près d'un an, mais elle a été parfaite. Cette fille, qui avait gardé une grande reconnaissance à M. Dron, revient le voir deux ou trois années de suite. Le pied a guéri par ankylose osseuse, il est légèrement raccourci, sillonné de cicatrices. Elle peut sans peine faire manœuvrer le balancier d'un métier à tisser. De longues courses n'entraînent aucune fatigue.

Ces deux magnifiques succès ne sont pas les seuls de la pratique de M. Dron. Il évalue à une dizaine les tunnellisations du calcanéum et les cautérisations du tarse qu'il a pratiquées. Les succès que lui avait donnés la méthode le faisaient y avoir souvent recours.

Obs. XLVII. (Laroyenne. Charité.) — Petite fille de 4 ans. Carie du tarse droit. Abcès du dos du pied. Par les fistules on arrive au cuboïde. Anesthésie, puis appareil hémostatique d'Esmarch. Débridement de la fistule. Cautérisation du scaphoïde, du cuboïde et de l'astragale.

Cavité énorme qui se comble peu à peu.—Six mois après l'intervention, la cicatrisation était achevée.

Obs. XLVIII. (Id.) — Petit garçon de 5 ans. Gonflement énorme du tarse. Fistule qui s'enfonce dans l'articulation calcanéo-cuboïdienne. On cautérise largement cette articulation et les os voisins. Les plaies se ferment au bout de quatre mois. Il reste encore un léger gonflement, mais la marche est possible et toute douleur a cessé.

Obs. XLIX. (Id.) — Fillette de 7 ans. Ostéo-arthrite suppurée du tarse. Les fistules conduisent dans tous les os moins le calcanéum. Limitation exacte de la lésion impossible à faire. Appareil d'Esmarch. Le feu détruit avec la plus grande facilité ce tissu osseux dégénéré. On ne s'arrête qu'aux parties molles plantaires. Raccourcissement. Cinq mois plus tard, exéat en très-bonne voie, la guérison n'est pas encore complète. (V. Chap. III. *Manuel opératoire, usage de l'appareil d'Esmarch.*)

Obs. L. (Horrand Antiquaille.)—Antoinette Echallier, 12 ans, a déjà fait un séjour à Sainte-Croix pour une ostéite du premier métatarsien. Résection de la tête de cet os; guérison complète en apparence. Actuellement, vaste ulcération fongueuse au niveau des cunéiformes. Le gros orteil est retiré en arrière. La lésion s'est reproduite dans la partie non réséquée du métatarsien et a envahi les os environnants. Pas de toux, léger amaigrissement.

22 avril. Deux applications de canquoin dans les fistules.

28 mai. Ablation d'un cunéiforme.

3 juillet. Cautérisation au fer rouge, bandage silicaté. Amélioration, puis état stationnaire.

13 mars. Deuxième cautérisation actuelle ; teinture d'aloès.

20 juillet. Exéat, guérie.

Obs. LI. (Id.) — Louise Breuvat, 15 ans, Sainte-Croix, 61. Constitution assez forte; début, dix-huit mois. Depuis six mois, fistule à la malléole externe se dirigeant sur le calcanéum.

20 juillet. Cautérisation à travers la fistule, série de bandages silicatés, compression.

19 octobre. La jeune fille sort bien guérie.

Obs. LII. (Id.)—Julie Perotti, 8 ans, Sainte-Croix, 58. Scrofulides multiples, carie du tarse droit avec fistules, séjour antérieur de cinq mois à la Charité. Le stylet, à travers les orifices, sent les os de la première rangée dénudés, friables, mobiles dans les fongosités. Mouvements douloureux.

22 septembre. Cautérisation profonde par les fistules. Compression aux bandelettes de diachylon, série de bandages silicatés. Mieux graduel. Les trous se ferment; il existe un peu de douleur.

6 février. Canquoin dans une petite fistule qui persiste. Exéat, presque guérie plusieurs mois après.

Obs. LIII. (Id.)— Point (Joséphine), 9 ans, salle Sainte-Croix, nº 8. Carie portant sur l'astragale, le calcanéum et le scaphoïde. Trajets fistuleux. Cautérisation, diminution de la douleur. Presque immédiatement les parents réclament leur enfant sans qu'on ait pu juger du résultat.

Obs. LIV. (Id.)— Grappin, salle Saint-Mathieu, nº 13. Etat général bon. A la suite d'un traumatisme violent, le talon se tuméfie et s'abcède. L'enfant continue à marcher. Par la fistule, le stylet pénètre facilement dans l'os dénudé.

13 mai. Incision de la fistule. Cavité sanieuse dans le calcanéum, pas de séquestre. Rugination, puis cautérisation inhérente de cet os. Bains salés et sulfureux.

28 juillet. Il ne reste plus qu'un tout petit trajet dans lequel on enfonce des trochisques de minium.

21 juin. Cicatrisation complète, cicatrice déprimée, marche sans claudication. Exéat.

Obs. LV. (Id.)— Ovise (Pierre), 8 ans, salle Saint-Mathieu, nº 53, porte des scrofulides sur la joue, au cou, au coude, aux deux métatarses. Enfin il est affecté de carie du calcanéum depuis quatre ans. Il tousse légèrement.

Juin 1872. Cautérisation ignée.

Août. Petit séquestre.

Novembre. Cautérisation profonde au nitrate. Les cautérisations produisent une amélioration, mais ne peuvent enrayer la maladie.

Mars 1873. Abcès en divers endroits. En face des progrès de la tuberculose, on juge l'amputation inutile.

Août. La cachexie augmente, la mort survient.

Autopsie.—Poumon farci de tubercules. Ce qui reste du calcanéum dégénéré, s'énuclée facilement de la gaîne périostique; celle-ci est tapissée d'une couche osseuse de nouvelle formation, etc.

Obs. LVI. (Id.)—Pichat (Pierre), salle Saint-Mathieu, n° 49, souffre depuis trois ans d'une carie du tarse intéressant surtout le calcanénm. Légère arthrite tibio-tarsienne. Plus bas, cicatrices d'anciennes fistules.

7 mars. Fer rouge.

Le 10. Hémorrhagie abondante dans la nuit, pâleur de la face. La plaie change d'aspect; suppuration fétide, fusées purulentes dans la jambe, décollement du pied. Symptômes d'infection purulente auxquels le malade succombe en quatre jours.

Autopsie. Un litre de pus dans les plèvres. Hépatisation grise du poumon. Destruction de l'astragale. Arthrite purulente tibio-tarsienne; fusées jusqu'au genou.

Obs. LVII. (Id.)— Chamoux (Xavier), 7 ans, salle Saint-Mathieu, n° 41, entre pour une carie tibio-tarsienne : divers traitements restent impuissants; la fistule augmente d'étendue. La sonde arrive dans l'articulation et sur des os dénudés. Cautérisation transcurrente et inhérente, réaction fébrile assez marquée. L'état faisait de sensibles progrès, les plaies marchaient vers la cicatrisation, lorsque, deux mois après l'opération, on apprend à cet enfant une nouvelle qui l'affecte beaucoup. Il cesse de manger, il pleure souvent, il prend de petits accès de fièvre. Pas de toux, rien à l'auscultation. Il maigrit, il vomit; cependant sa plaie se maintient en bon état. Bientôt les symptômes d'une méningite tuberculeuse éclatent et le malade meurt trois semaines après leur début.

Autopsie. Lésions classiques dans le cerveau. Pas de tubercules osseux. Tuberculisations viscérales commençantes. Sur le pied, les plaies sont cicatrisées, sauf une seule qui est toute petite. Dans l'articulation, on trouve un tissu légèrement bourgeonnant qui allait souder les deux os. On peut s'assurer que la lésion a été grandement modifiée par le cautère. Le péroné contient un séquestre dans le canal médullaire. La carie était très-avancée dans l'astragale.

Obs. LVIII. (Id.)— Pierrette Charmat, 7 ans, salle Sainte-Croix. Tuméfaction du dos du pied, comprenant la deuxième rangée du tarse et le métatarse. Douleurs; état anémique. Variole confluente à la suite de laquelle l'abcès du pied s'ouvre et permet au doigt d'arriver sur les os cariés. Cautérisation osseuse; suites des plus simples. Les fistules dorsales et plantaires se ferment rapidement. Au moment de l'exéat, le pied a repris son volume normal, la marche est facile, un peu traînante, la santé parfaite.

Obs. LIX. (Id.)— Cousin, 9 ans, salle Saint-Mathieu, n° 70, soigné à la Charité pour une ostéite du calcanéum. Cautérisation. La plaie se ferme. Un peu de douleur. La fistule suinte légèrement. On rugine l'os et on le cautérise. Au moment de l'exéat, plus de douleur ni de gonflement. Marche facile depuis plusieurs jours.

Obs. LX. (Id.) — Cartala, 12 ans, salle Saint-Mathieu, est porteur de scrofulides malignes nombreuses depuis l'âge de 4 ans : annulaire, auriculaire, métacarpiens (4 sont dénudés à gauche et 2 à droite), cubitus, olécrâne, trois trajets fistuleux au pied droit, ganglions.

31 mai. Cautérisation générale. Réaction modérée.

19 juillet. Diarrhée. Malgré la diarrhée et l'abondante suppuration, l'enfant ne se tuberculise pas; mais l'amélioration est très-lente. On l'envoie se refaire à la campagne.

Obs. LXI. (Recueillie par notre collègue et ami La Saigne, dans le service de M. D. Mollière).—Mermet (Marie), 17 ans, salle Sainte-Catherine, n° 12. Début sans cause il y a un an. Elle porte une large fistule par laquelle on reconnaît la carie du cuboïde et du troisième cunéiforme.

5 mai. Anesthésie; on sent avec le doigt de petits fragments osseux mobiles qu'on retire avec une pince. Cautérisation de la cavité; pas d'immobilisation, irrigations froides, souffrances assez prolongées.

Le 6. Perte de l'appétit, céphalalgie.

Le 7. Rougeur de la plaie. Frisson d'une heure qui se répète le 8, le 9 et le 10. Insomnie. Epistaxis répétées. Température variant entre 40° et 40°6.—Sulfate de quinine, ergotine, lavements froids.

Le 11. Pas de frisson. Traces de lymphangite. Des abcès se montrent le long de la jambe.

Le 12. Trois frissons.

Le 16. Ouverture des abcès, suppuration de bon aspect, sommeil.

Le 20. Frisson, abcès du dos du pied qu'on ponctionne. L'appétit revient.

Le 24. Ouverture d'abcès.

Le 25. Frisson, fusée purulente remontant à 5 ou 6 cent. le long de la jambe.

Le 28. Passage de drains dans divers clappiers. A partir de ce jour, l'état local et général va sans cesse s'améliorant.

12 juin. On transporte la malade au soleil.

Le 30. Elle va passer quelques mois dans son pays, en très-bonne voie.

Chez cette malade, on a vu tous les symptômes de la pyohémie; seule l'issue favorable est venue faire modifier le diagnostic (1).

(1) Des 60 observations dont nous publions le résumé, 6 seulement ne sont pas inédites. Ce sont les 3 de Larghi et les nos 1, 2 et 28. Nous eussions pu les multiplier plus encore, si nous n'eussions été pressé par le temps. Celles que nous donnons cependant suffisent amplement pour prouver l'efficacité de la cautérisation inhérente.

CONCLUSIONS.

Si nous récapitulons les points principaux de notre travail, nous remarquons que :

1° La carie acquiert son maximum de fréquence dans l'enfance et dans les régions à os courts.

2° Elle revêt le plus souvent la forme scrofuleuse.

3° La plupart du temps elle nécessite une intervention énergique.

4° C'est précisément dans l'enfance (structure du tissu), dans le pied (structure et fonctions de l'organe), dans la forme scrofuleuse (nature du processus) que la cautérisation donne les meilleurs résultats.

5° Cette opération, bien moins grave que l'amputation, conserve un membre qui rendra d'utiles services.

6° Elle est mieux supportée que la résection, qui d'ailleurs, excepté au calcanéum, donne de mauvais résultats.

7° Elle est insuffisante dans les formes virulentes.

8° On peut cautériser profondément, tunnelliser le pied sans crainte d'accidents graves, pourvu qu'on ait soin d'immobiliser la région.

De ces conditions qui s'enchaînentroitement, nous croyons pouvoir tirer les conclusions suivantes :

A. Lorsque les moyens ordinaires ont échoué devant une *carie du pied*, chez *un enfant scrofuleux ou non*, qui ne présente ni *tubercule*, ni *syphilis*, ni *état cachectique*, on doit recourir à la cautérisation.

B. Lorsque le calcanéum seul est atteint, l'étendue du mal fixe le choix entre la résection et la cautérisation.

Paris. — A. PARENT, imprimeur de la Faculté de Médecine, rue M.-le-Prince, 29-31.

www.ingramcontent.com/pod-product-compliance
Ingram Content Group UK Ltd.
Pitfield, Milton Keynes, MK11 3LW, UK
UKHW021011200726
13857UKWH00004B/1397